ATELIER

ELENA MESSNER

SCHMERZ AMBULANZ

ROMAN

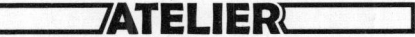

EDITION ATELIER WIEN

Tatjani, ljubljeni

I. KOLLAPS

Morgendlicher Sonnenschein. Eine Ebene im Norden Chinas und darauf ein Werk, in dem Menschenketten Medikamente produzieren, die Fabrik so gewaltig, dass sie von einem eigenen Kohlekraftwerk betrieben wird. Asien, die Apotheke der Welt. Das Innere der Anlage bleibt unüberschaubar, kein Tageslicht, keine Wärme, ein kühles Vakuum, in dem Gestalten in Schutzanzügen wandeln. Die Ruhe ist rätselhaft, keine Stille, sondern ein unaufhörliches Surren und Summen. Im Grunde Lärm.

In den Untiefen des Werks packt man eine Flasche zusammen mit anderen in eine Schachtel aus Wellpappe, steckt diese daraufhin in einen Transportkarton, den man auf Stahlgittern und Regalen ans Licht befördert. Kurz danach steht der Karton in einem wasserfesten, stapelbaren Container, um zunächst auf einen Transportzug, später auf ein Frachtschiff gehievt zu werden.

Die Reise über das Meer dauert Wochen. Raserei. Schieflagen. Unwucht. Umschlossen von robusten, gerippten Wänden, von Schichten aus Stahl und Plastik, gut geschützt vom Schiffsgerüst fährt das Paket über eine Wasserlandschaft, auf der es nur Richtungen gibt, keinen Halt, eine blaue, sich selbst genügende Wirklichkeit, die Erdinseln voneinander trennt. In dieser flüssigen Weite eingebettet schaukelt das Medikament – selbst flüssig – im Rhythmus eines Wellengangs, der im Vergleich zu den botmäßigen Tourenregelungen, denen die Schiffsfahrt folgt, ungezügelt und unberechenbar wirkt.

Bei einem wochenlangen Stopp in einem Donauhafen gehen fünfzig Container in zwölf Richtungen auseinander, ein Teil der Ladung wird auf einen Zug umgestapelt, darin auch das Paket. Dann folgt eine mehrere Stunden währende Fahrt, schließlich ein weiterer, mehrere Tage andauernder Stopp.

Es ist kalt.

Unweit des Flusses, an der Bundesstraße gelegen, stehen Gebäude, in denen weitere Menschenketten arbeiten. Hier sucht man nicht nach dem besseren Leben, man sitzt fest bei einem Pharmaunternehmen, das einen deutschen Namen trägt, seine Angestellten aber in vollständigen Belegschaften aus einem Billiglohnnachbarland holt. Drei Tage lang wird das Paket zwischengelagert. Stilles Liegen zwischen über hundertfünfzig Millionen Arzneimittelpackungen, bis behandschuhte Hände den Karton in ein Gitterregal stapeln, das durch verdunkelte Gänge zu einem weiteren Laster rollt.

Auch die zweite Produktionsstätte des Unternehmens, nicht weniger banal als die erste, steht auf großem Gelände, der Platz ist berechnet für hundertzwanzig Millionen Medikamente, die an diesem Ort neu verpackt werden. Man klebt Etiketten mit dem Namen des deutschen Standorts auf die neue Kartonhülle, strichcodierte Kennzeichnung der Ladung, Zulassungsgenehmigungen, Name des Mittels, seine Stärke, seine Darreichungsform, sein internationaler Freiname, Angaben zu Packungsgröße, Verfallsdatum und Chargennummer. Auf den Verordnungsblättern strahlen maschinenlesbare Informationen zum Inhalt, zur Bestellung und Fakturierung. Der Hinweis auf die chinesische Herkunft ist verschwunden, der Preis immer noch günstig, ausverhandelt zwischen Lieferanten und Klinikkonzernen und Krankenkassen.

Das Paket wird wieder und wieder verladen, gleitet von Hand zu Hand und leistet nach Berechnungen eines Wirtschaftsinstituts einen wichtigen Teil der Wertschöpfung der heimischen Pharmaindustrie, es reist über eine Grenze, die unbewacht kaum an ihre einstige Funktion erinnert, liegt im stinkenden Frachtraum eines Fahrzeugs, das irgendwann endlich, seinem Antrieb widersprechend, langsamer wird und schließlich ganz stehen bleibt.

Stimmengewirr, Identifikation der gelieferten Ware, Zuordnung zum Lager des Hauses.

Die Lastertüren – an ihren Rändern alter Rost und Dellen – poltern beim Öffnen. Braune Handschuhe ziehen das Paket heraus, in dem die Flüssigkeit schaukelt, und Sonnenlicht hellt die grobe Verpackung plötzlich auf, die belebt wirkt und beim Tragen ständig ihr Aussehen ändert, an den Ecken werden immer wieder neue Falten und Schattierungen sichtbar. Nach einem abrupten Wechsel in finstere Gänge rollt der Karton auf Stahlregalen in den Lagerraum der Krankenhausapotheke, in dem die Dunkelheit alle Gegenstände wieder glättet und entfärbt, als gäbe es nur den Unterschied zwischen Schwarz und Weiß.

Erneut wird die Lieferung abgelegt. Danach vereinzeltes Öffnen der Türen, darüber hinaus aber wochenlang nichts, bis man das Paket in künstliches Licht zerrt, um es zu einem Medikamentenkühlschrank auf der Station zu tragen. Tage später reißen weiß behandschuhte Hände mit knarrendem Laut den Karton auf, öffnen die Box, holen eine Schachtel hervor, entnehmen daraus die Flasche, tragen sie zu einem Bett und hängen sie an einen Schlauch, der in einen Venenzugang mündet.

Barbara Steindl spürt die Flüssigkeit im Schlaf, sie seufzt leise. Die Tropfen fühlen sich an der Einstichstelle noch kühl an, doch im Bruchteil der ersten Sekunde sind sie bereits in der Tiefe des menschlichen Körpers versunken und hier, in dieser neuen, brodelnden Umgebung, dem Blutkreislauf, reagieren sie sofort. Die flüssige Form, die ihren Zweck verborgen gehalten hatte, wird durch eine Intensität ersetzt, die sie aufsaugt. Wieder Raserei. Wieder Dröhnen. Kein echter Raum, nur ein Wirbeln durch Bahnungen und Kanalisierungen, Drehungen und Fluten von Transmittern und Enzymen. Kein Licht, nur blitzartige Signale von Zelle zu Zelle. Dazu die wütende Bluthitze, in der alles kippt, in der alles brennt, eine endgültige Auflösung, die zugleich eine Neuzusammenstellung ist. Der Mensch ist inwendig schwer überschaubar und dunkel, in ihm lärmt es – für das Außen unhörbar: Ich, Organ. Ich, Planet. Wer spürt es nicht? Das unverletzte, vielverbundene Eintauchen, das man Leben nennt, ein wildes Schlagen des Herzens, das wie alles, was *ist*, aus dem Nichts entstand und austauschbar bleibt, aber seiner Beliebigkeit zum Trotz lautstark und fröhlich widerhallt.

Der Tag eins

Aufnahme der Patientin wegen Ganzkörperschmerzen, keine Atemnot, kein Druck auf der Brust, Harn normal, Stuhl normal, Appetit mäßig. Pat. zeitlich, örtlich und zur Person orientiert, Allgemeinzustand reduziert, Ernährungszustand kachektisch. Vitalparameter stabil. Start mit intravenöser Schmerztherapie.

Judit fühlte sich bewegungsunfähig, und in dieser Bewegungsunfähigkeit überprüfte sie sich, spürte ihrem Körper von oben bis unten nach, registrierte jede Unruhe, nahm alles an sich selbst als Anhaltspunkt wahr: das Festklammern am Telefon, das leichte Zittern der Lippen, der Drang zu kichern, um den Druck rauszulassen, der Kopf schmerzend, darum schiefgelegt, der Wunsch, woanders zu sein, ihre Beine, die sie ärgerten. Sie versuchte, zu sich zu kommen, versuchte, den Vorfall zu begreifen.

War das die fünfte Ebene oder die sechste? Es fiel ihr nach fünf Jahren noch manchmal schwer, sich zu orientieren, die Wände in diesem Haus schienen immer gleich, die Stationen zu symmetrisch aufgebaut, das führte einen in die Irre.

Doch, das war die fünfte Ebene. Die Interne. Der Gang war entvölkert und die vorherrschende Leere wirkte, als wäre die Spannung, die sich gerade eben aufgebaut hatte, nie dagewesen. Nur hinter den verschlossenen Türen blieben aus den Krankenzimmern Stimmen zu hören, gedämpfter Trotz gegen die Einsamkeit draußen. Wohin war die angestaute Energie verpufft?

Ja, das war ganz sicher die Interne, deren Kunststoffboden wie gewohnt gräulich-gelb glänzte, erhellt von den Deckenlampen, die tagtäglich die Kranken ausleuchteten. Nichts als die übliche Schwermut und Grellheit um sie herum. Hier war eben noch die Hölle los gewesen, jetzt lag die Steindl beatmet auf der Überwachungsstation.

Ich brauche frische Luft.

Zum Lift waren es nur ein paar Schritte, vorbei an drei Plastikstühlen und am Spender für Desinfektionsmittel, einem

Abstelltischchen, einem Regal mit Infobroschüren für Angehörige und einem hölzernen Jesuskreuz an der Wand –
weniger Symbol einer Glaubensgemeinschaft als der Sehnsucht danach. Es schien schief zu hängen, aber das lag
wahrscheinlich an ihrer Körperhaltung.

Sie hörte wieder Stimmen, drehte sich aber nicht um.

Im Lift der Blick in den Spiegel. Vielleicht lagen die
Augen etwas zu tief, aber insgesamt: kein Unterschied
zu sonst. Sie sah aus wie immer, fühlte sich nur komisch.
Hunderte Einzelheiten, die in ihr widerhallten, und dazu
das bohrende Gefühl der Niederlage.

Andererseits: Was heißt hier Niederlage? Ein allzu großes
Wort, und falsch obendrein. Die Steindl ist stabil, sie wird
heute noch auf die Intensivstation kommen, sobald dort ein
Bett frei wird. Wir werden die Überstellung gut vorbereiten,
man wird die Ursache klären müssen. Tonja könnte vieles
bestätigen. Warum nimmt sie sich immer zurück, schweigt
sich aus, schüttelt den Kopf? Ganz anders als Asja, die bleibt
immer hart, blanke Oberfläche, ganz Anästhesistin. Dabei
ist auf sie sonst Verlass. Aber anbrüllen hätte sie mich nicht
dürfen. Ihre Haut ist eine Drohung, diese Straffheit gibt
nicht einmal nach, wenn sie schreit. Was hat sie mitzure-
den, sie soll einfach ein Bett bereitstellen. Zum Glück habe
ich die Steindl-Tochter erwähnt, eine Juristin. Tom wieder
mal, zu lange schon Oberarzt in ein und demselben Haus,
man weiß nicht, ob man ihn bemitleiden, übersehen oder
ihn für alles verantwortlich machen soll. Ganz wie Asja.
Keine Ahnung von der Patientengeschichte, trotzdem alles entscheiden wollen. Und mittendrin Jovo, ebenso hilf-
los wie unruhig, der sich wie Tonja ausschweigt, kein Wunder, er kann ja nicht einfach dazwischengehen als Pfleger
und drängt sich ohnehin nie in den Vordergrund, dabei ist
er noch wütender als ich. Nur liegt es bei ihm nicht derart

obenauf. Was ist mit mir los, ich kann keinen Gedanken an Jovo verlieren, ohne an die Steindl zu denken, aber an die kann ich wiederum nicht denken, ohne an Asja, dann wiederum an die Steindl-Tochter, an Tonja und erneut an Tom zu denken. So dreht man sich im Kreis. Und ein Kreis hat erst ein Ende, wenn man ihn durchbricht, würde Tom jetzt sagen.

Nun blieben Judits Gedanken doch bei ihm, dem Oberarzt, stehen. Ungeordnete Szenen ihrer Freundschaft rückten in ihr auf, Bild auf Bild, Szene auf Szene: Das gespielt nachdenkliche Gesicht des Mentors, als sie ihn das erste Mal fragte, ob er mit ihr etwas trinken gehen könnte, um einen Fall zu besprechen, sein Grinsen danach, als er meinte: »Mit dir immer!«, das Fläschchen Wasser, das er in der Klinik ständig mit sich herumtrug und ihr anbot, wenn sie müde war; die Art, wie er in der einstigen Cafeteria Salz auf seine Nudeln streute, und zwar minutenlang; die langen Spaziergänge am Fluss nach der ersten vor ihren Augen verstorbenen Patientin; seine Gelassenheit, in der er sich so gut eingerichtet hatte, und die sie früher zu ignorieren versucht hatte, weil sie ihr funktionell erschienen war, na, man muss ja irgendwie da durch und dann weiter; ihre wachsende Irritation angesichts seiner zunehmenden routiniert-spöttischen Allgegenwärtigkeit, seiner zu gut geordneten, schwer widerlegbaren Argumente, die er allesamt in ironischem Ton und brillanter Rhetorik vortrug, früher in der Cafeteria, nachdem die geschlossen worden war, in den Pausenräumen, und als auch diese verschwanden, auf der Dachterrasse; sein Tänzeln am Gang; im Sommer die Schweißtropfen auf seiner Stirn, vom Haaransatz bis zu den dünnen Augenbrauen; oder sein Lachen, nämlich sein richtiges, das unkontrollierte, wirklich, wirklich fröhliche –

Grundgütiger! Wie er sie vorhin am Gang angesehen hatte. Ein kompletter Zerriss, die Erinnerung daran tat körperlich weh – er war zwar immer noch freundlich gewesen, immer noch höflich, aber vollkommen unberührt, wiederholte nur mehrfach, »Judit, beruhige dich!«, als gehe ihn das alles nichts an: »Judit, du weißt aber schon, Feigheit ist das, ein reines Abschieben von Verantwortung, die Juristerei, die Beraterei, die Absicherungsmanie, die uns jede Haltung zur Krankheit verlieren lässt, ja, Feigheit, Feigheit –

Wollen wir es nicht lieber sein lassen?«

Beim Aufstieg ohne weiteren Blick in den Spiegel fragte sie sich, ob er auf der Dachterrasse auf sie warten würde oder diesmal die Mittagspause ohne sie verbringen wollte. Ihre Hand klammerte sich immer noch fest ans Telefon, und sie betrachtete die weiß hervortretenden Handknöchel. Das Surren des Lifts half ihr, sich ein wenig zu beruhigen.

Erst mal: Konzentration auf das Wesentliche. Es liegt alles klar vor dir, muss nur benannt werden. Respektiere die Regeln. Baue an der Begründung. Ruf an. Argumentiere: Komplexe fachliche Entscheidung, belastende ethische Frage, schwierigere Behandlungssituation. Du weißt Bescheid und musst nur dafür sorgen, dass auch alle anderen Bescheid wissen. Jede deiner Entscheidungen ist ohnehin vorgeschrieben, steht seit Langem fest. Absichern, anrufen, anfordern – genau, absichern, anrufen, anfordern. Du bist nicht allein, nur keine Angst. Tonja und Jovo werden zu dir stehen, wenn es wirklich darauf ankommt, sie werden –

Was heißt zu dir –

Zur Patientin.

Die Entscheidung zur Handlung

Auf dem engen Gang hin zur Terrasse häuften sich halbherzig mit Plastikdecken verhüllte Schachteln, die man vor einem Jahr aus den Aufenthaltsräumen hochzuschleppen begonnen hatte. Sie standen unberührt, beklebt mit Etiketten: Teekocher, Geschirr, Dekoration. Beinahe verstellten sie die Glastür, die aufs leere, graue Plateau führte, über das Judit mit Riesenschritten stapfte, bevor sie nach dem Geländer am Terrassendach griff.

Die Stadt lag in goldfarbener Helligkeit unter ihr, während man im Haus hätte glauben können, es sei Nacht. Die gesamte Klinik wirkte wie eine Einladung an Geister, dieses ständige Halbdunkel, gegen das mit Grellheit angearbeitet werden musste, die Krankenzimmer mit ihren heruntergelassenen automatischen Jalousien, der Lift in dämmriger Beleuchtung, die Toiletten und Gänge ohne Tageslicht, auch die fensterlosen Abstellkammern, die mit Putzgegenständen und einem kleinen Hocker zum Ausruhen für die Raumpflegerin vollgeräumt waren.

Hier oben aber! Ein wunderbarer, milder Tag im Mai. Alles stand ungerührt und strahlend, von der Mittagssonne durchtränkt, dazu der leichte Wind und die nur leise Andeutung von Straßenverkehr.

Judit hob die Hand, in der sie immer noch das Telefon hielt, und suchte im Adressbuch nach der richtigen Nummer, ignorierte dabei das feinschlägige Zittern ihrer Finger, kniff die Augen zusammen, tippte und wartete danach ab, den Blick wieder auf die Stadt gerichtet, die vom Dach wie eine Ansammlung schwarzer Linien und farbiger Kleckse wirkte, endlose Strecken und Ecken, unterbrochen vom Grün der Bäume oder Parks und vom Blau des Flusses. Keine Details, keine Kinderbeinchen oder zerknitterte Kleidung, keine gebräunten Schultern waren von hier oben zu erkennen, überhaupt keine menschliche Form, alles blieb Farbpunkt oder bunte Bewegung. War das der Grund, warum ihr Team die Dachterrasse sonst mied? Weil hier alles zu fröhlich war, weil es das Auge reizte –

Du bist nicht müde.

Nur erschöpft.

Aber hellwach.

Und endlich erleichtert.

Als dringe das Licht des Himmels direkt in dich ein, als ginge es durch die Haut, in die Adern, bis ins Knochenmark, eine Kraft, die dich nährt, bis du nicht mehr weißt, ob du Teil dieses Lichts bist oder es vielleicht aus dir selbst entspringt.

»Ja?«

»Die Patientin Barbara Steindl.«

»Ja?«

»Heute im Bad kollabiert, liegt auf der internistischen Überwachungsstation, nachmittags Verlegung auf Intensiv geplant.«

»Ja, ja?«

»Ich möchte melden, dass es zu Fehlern gekommen ist, und dass deswegen –«

»Ja, bitte was?«

Mach einen langen Hals.

Streck den Kopf hoch zur Sonne.

Lass die Augen geschlossen.

Schneide jede Möglichkeit auf Widerspruch ab.

Bleib dabei und öffne bloß nicht die Augen.

»Ich bestehe darauf, dass vor der Entscheidung über die weitere Behandlung ein akutes Ethikkonsil abgehalten wird.«

Das Geräusch der aufgehenden Glastür schreckte sie auf. Kein Mann, eher ein ungerader, ausfransender Strich betrat das Plateau. Die blasstürkise Hose flatterte an Tom, so dürr waren seine Beine.

Einige Sekunden lang schauten sie einander aus mehreren Metern Entfernung ungerührt an, dann lächelte er, kam auf sie zu, stellte sich ans Geländer. Na, die Mittagspause hier oben ließ er sich nicht nehmen, auch nicht nach dem Fiasko soeben.

»Du hast ein Konsil angefordert?«

Wie konnte er das schon wissen. Vier sich gegenseitig austestende Kugelaugen: Wir haben nichts voreinander zu verbergen, kennen uns lange, kennen uns gut. Du warst mein Halt. Jetzt bohrt der Argwohn. Wie auch nicht? Meine Entscheidung hat einen Abstand zwischen uns hergestellt, und wir wissen beide, einen so raschen Wechsel von Gemeinsamkeit hin zu Vorsicht, vielleicht sogar Misstrauen voreinander überlebt eine Freundschaft nur schwer. Schon gar nicht eine wie unsere.

»Ich hoffe, wir kriegen es in zwei Tagen zustande, uns rennt die Zeit davon.«

Das Problem mit Tom war, dass er als Freund zu gut wusste, wie er das Gespräch führen musste, um sie zu verunsichern. So wie er, als sie bei ihm in Ausbildung gewesen war, gewusst hatte, wie sie zu motivieren war – nur durch vernichtende Kritik, am besten in der Form eines Rundumschlags. Seine stundenlangen Erklärungen, wie falsch die Dinge liefen, lösten bei ihr sofort Aktivität aus, und sein damals noch fröhliches Mantra, seine wiederholte, bald zum Klischee gewordene Analyse nahm sie ständig zum Anlass, mehr zu tun: Wir müssen besser werden, es muss jeder mit jedem verbunden sein, lauter Ketten und Knoten und Kreuzungen: Ärzteschaft mit Pflege, der Primar mit der Physio, die Pflege wiederum mit dem Sozialdienst, aber auch mit Transport und Logistik, die allesamt mit dem Portier, zugleich mit Lager und Reinigung und Wäscherei, ebenso mit der Küche, wo dann wiederum die Ärzteschaft und die Logistik und die Pflege, die ja auch alle hungrig – du verstehst schon, jeder mit jedem, alle verbandelt, verkoppelt, auf Knopfdruck, und permanent, das müssen wir schaffen. Ich rede von besserer Teamleistung, wir müssen uns stärker koordinieren, ich rede von Zeitmanagement, wir brauchen mehr Unterstützung, ich rede von Wechselseitigkeit, keiner von uns kann's allein, und nur wenn du das wirklich verstehst, kannst du es schaffen.

Aber jetzt? Kein Wort mehr davon.

Es traf ja auch nicht mehr zu, man zerfetzte das Netz, von dem er geschwärmt, das er als Ziel angestrebt hatte; seine so gerne zitierten Knoten wurden nicht enger, sondern lösten sich auf, die Ketten wurde gelockert, bis sie zerrissen, plötzlich kannte man einander nicht mehr im Haus, oder genauer: Niemand *wollte* die anderen kennen. Schlimmer noch, die, die sich kannten, ignorierten und misstrauten einander.

Tom, wenn wir nur ehrlich miteinander sein könnten.

Er wusste seit Wochen, was sie vorhatte, na, er wusste, dass sie schon vor dem heutigen Kollaps der Patientin Steindl ein Schreiben aufgesetzt hatte. Und sie wiederum wusste, dass ihm ihre Aktion peinlich war, und dass er diese zuallererst als Zeitverschwendung empfand. Vielleicht sollte sie versuchen, ihn trotzdem mit ins Boot zu holen? Das letzte Mal hatte er sie nur ausgelacht.

Der Rückruf der Direktion erreichte sie, bevor sie ein weiteres Wort zu ihm sagen konnte.

Seit der nicht mehr zu leugnenden Demontage seines Netzwerkphantasmas sah Tom in Ideen wie Ethikkonsilen oder Protestschreiben oder Feedbackanalysen nur die systemische Hilflosigkeit. Tief in ihm saß jemand, der nichts anderes erlaubte und jede Menge Geschichten als Belege dafür heranzog. Etwa diese:

Erinnerst du dich an die Patientin, die jede Therapie ablehnte, die sterben wollte, und erinnerst du dich an ihren Sohn, der das nicht zulassen und sie weiter behandeln lassen wollte? Er konnte es nicht und nicht akzeptieren. Da warst du schon im Haus, Judit. Jahre her. Damals dachte ich, man kann den Sohn nicht übergehen, der hatte außerdem Juristen eingeschaltet. Wir haben also ein Konsil einberufen, das Resultat war eindeutig: Rasche Entscheidung gegen jedes weitere Vorgehen, die Patientin ist todkrank und hat eine Verfügung. Sie will sterben, will nicht im Krankenhaus bleiben. Wird abgeholt. Juristisch geklärt, dafür macht man's ja schließlich. Dann, im Rettungswagen, auf dem Weg nach Hause, auf Suche nach Ruhe fürs Ende: Ihr wird schlecht, der Sauerstoff zu niedrig, so schlimm, dass die Sanitäter sagen, sie können sie in dem Zustand nicht daheim abliefern, sie wollen nicht verantwortlich sein. Erinnerst du dich? Dabei hat sie sich so gut wie möglich abgesichert – aber sie haben sie zurückgebracht. Nach all dem Aufwand, den Telefonaten mit den Juristen, den Gesprächen mit der Patientin, bringen die sie einfach zurück, und es heißt: Entlassung nicht mehr stornierbar, Aufnahmepapiere neu ausfüllen. Die Frau musste alles noch einmal durchstehen. Sie bettelte darum, dass man sie in Ruhe ließ, wurde wieder aufs Zimmer verlegt, weil das Protokoll es so vorsieht, daran ist nicht zu rütteln:

Wenn die Sanitäter in so einem Zustand jemanden bringen, kommt er aufs Zimmer. Weißt du? Und dann: nichts tun, stundenlang warten, nicht reanimieren, bis es eben vorbei ist. Das nenne ich mal Absurdität des Systems. Der Sohn beschuldigt uns bis heute, wir hätten sie ermordet.

Während Judit telefonierte, lauschte Tom mit hochgezogenen Brauen der Stimme aus ihrem Gerät: Man habe die drei Ethikverantwortlichen benachrichtigt, nur einer habe überhaupt so rasch Zeit, er könne in zwei Tagen kommen, es sei ein Raum reserviert und ein Protokollführer ernannt, und weiter: Man erwarte ihre Vorschläge zur Befragtenliste, sie solle für das Konsil höchstens eineinhalb Stunden einplanen, mehr könne man den Menschen nicht zumuten, bezahlte Arbeitszeit sei es ja auch. Sie müsse außerdem bedenken, dass wahrscheinlich so kurzfristig nicht alle Zeit haben würden.

»Wir danken für Ihre Initiative.« –
»Selbstverständlich.« –
»Gerne.« –
»Machen wir.« –
»Ganz selbstverständlich.« –

Ein Anruf, schon war es in Gang gesetzt.

Sie legte auf, sah zu Tom, der stumm mitgehört hatte, weswegen sie ihn unumwunden fragte: »Hilfst du mir mit der Liste?«

Er war nach wie vor ein Bild der Gelassenheit, seine Zähigkeit die einer Schildkröte, und während er geordnet, beherrscht vor sich hinredete, wirkte die gesamte Situation, als sei sie ganz gewöhnlich, aber seine nüchterne Aufzählung war derart routiniert, dass ihr schon die ersten Sätze zu viel waren.

Sie notierte in ihrem Telefon die Namen, die er aussprach:

»Du und ich, wir beide sollten ständig anwesend sein, dazu auf jeden Fall Tonja, sie hat als Bereichsleiterin viel mit der Steindl zu tun gehabt, mit ihr gleich Jovo, der hatte viel Kontakt, oder? Wer hat die Aufnahme gemacht?«

»Erika Grosch, aber die springt immer nur ein, mal sehen, ob wir sie überhaupt dazu kriegen, aufzutauchen.«

»Doch, doch, sie ist seit einigen Tagen wieder bei uns eingeteilt, diesmal bleibt sie einen Monat, ich habe sie gestern getroffen. Sie sollte jedenfalls Stellung nehmen, einfach, um einen Anfang zu haben, was meinst du? Dann Kommerasch? Er wird nicht wollen, aber als Primar muss er ohnehin. Noch jemand?«

Judit zögerte, meinte dann: »Asja hat sich so dagegengestemmt, das soll sie mal begründen.«

Er nickte und zählte murmelnd, wie für sich selbst, weiter auf: »Domek, Mara und die Psychologin, wie heißt sie, ich kann mir ihren Namen nicht –!«

»Fatmeh, du meinst Fatmeh. Sie hat die Patientin begleitet, war in ständigem Kontakt mit ihr.«

Es folgten noch ein paar Fragen hintendrein:

»Wer hat die Kranke am Boden gefunden?« –

»Wer hat sie sonst noch betreut?« –

»Haben wir jemanden vergessen, der beleidigt wäre, nicht eingeladen zu sein?« –

»Gut, gut, ich denke, die Liste ist ausreichend, um den Verlauf zu rekonstruieren.«

»Gibst du es der Direktion durch?«, fragte sie ihn – eine Forderung, die das neue Verhältnis zwischen ihnen bestimmen sollte, aber in ihren Ohren zu bittend klang.

»Klar.«

Er machte einen überraschenden Schritt und ergriff ihre Schulter, wie leichthin und flüchtig, aber sie erstarrte. Seine Hand lastete als etwas Unerhörtes, angesichts der Situation Unangemessenes auf ihr, dann spürte sie seinen Atem am Hals, als er sich zu ihr beugte, einen Arm ausstreckte: »Ist das dort drüben der höchste Punkt der Stadt?«

Sie zuckte mit den Schultern: »Vielleicht nicht, aber zumindest einer der höchsten.«

Die Hand glitt wieder von ihr ab: »Und mit Jovo? Habe ich recht, dass da was läuft?«

Ein klebriger Versuch, freundschaftlich zu werden, sich ihr wieder anzunähern, auf den sie, obwohl er sie ärgerte, mit instinktmäßigem Nicken reagierte.

»Ich gehe wieder hinunter«, hörte sie ihn sagen. »Oder willst du, dass ich bleibe?«

»Geh ruhig, ich komme nach.« Sie spürte, wie sich ihre Erstarrung löste. »Die Mittagspause ist ohnehin gleich vorbei.«

Ja, die Mittagspause: belegte Brötchen kauen auf dem Dach.

Timon schrieb, und dies nicht zum ersten Mal, der PR-Abteilung der »Arab Health«-Gesundheitsmesse in Dubai, listete Vertriebswege und Patientenzahlen, übersetzte sich selbst in eine der Großsprachen der Welt, schrieb über die Studienausrichtungen und Vorschläge, belegte die Beteiligung so und so vieler potenzieller Patienten, weiblich und männlich, über siebzig, unter siebzig, zitierte das Messemotto »United by Business, Driving the Industry Forward«, bezog sich auf die tausendfünfhundert Unternehmen aus einundsechzig Ländern, auf die zwanzigtausend Teilnehmerinnen und Teilnehmer der medizinischen Konferenzen. Er wiederholte mehrfach: »I hope this turns into business partnerships in the near future!« Er schrieb an alle: *Healthineers* hatte er kontaktiert, *Biogenix* auch, na freilich, *MedTube* mehrfach, *PharmaFocus* gleich dreißigmal in einem Jahr, und *Canon medical*, die hatten zumindest geantwortet, vor drei Monaten einmal, sonst kaum jemand, einmal *Big Med*, und ja, kennt man einen Pharmakonzern, der nicht international ist? Er forderte Reporte an, *Medlab* und *Healthcare worldwide*, kam nicht hinterher. »Wir sind das Global Department of Health!« und »Sponsorship for the future!« Er postete, mailte, teilte. Timon! Unser Department braucht dich, es erweitert sich, es will in die Zukunft. Denk an die Konkurrenzkliniken, die ihre Sponsoren und Kunden digital lukrieren – das müssen wir auch. Was ist mit dem Ministerium, oder nein, mit der Weltgesundheitsorganisation, soll sie uns doch sponsern. Geht nicht, hatte er Kommerasch erklärt, die spenden doch nie. Na dann halt etwas anderes. Jedenfalls, du hast noch einen Monat, um die Anschaffung der neuen Apparate zu finanzieren. Sei visionär!

Timon schrieb sich die Finger wund, niemand schrieb zurück. Eine rechtzeitige Antwort auf sein Schreiben hätte Frau Steindl ermöglicht, in die Studie aufgenommen zu werden. »New Risk Evaluation – Surgerys for Women Over 70«, und eine Aufnahme in die Studie hätte wiederum das Konsil, bei dem so viele sinnlose Details diskutiert werden würden, obsolet gemacht. Aber zumindest musste Timon sich keine Vorwürfe machen. Er hatte schon geschrieben bevor die Steindl und mit ihr die Welt kollabiert war, und lange danach. Schließlich hatte er tatsächlich eine Vision: Er las die Medizin als Welthandelsgeschichte, als Handlungskomplex von Abhängigkeiten und Investitionsschwächen, von vielfältigen Deregulierungen bei der Medikamentenproduktion, von systematischer In-Wettbewerb-Setzung von Herstellern medizinischen Geräts und dynamischer Drückung von Preisen – ein dramaturgisches Meisterwerk, in dem man als Verbund unbedingt eine zentrale Rolle spielen musste, komme, was da wolle. Denn er glaubte verstanden zu haben, dass es bei der Zukunft der Klinik, oder mehr noch, bei der Zukunft der Menschheit, nicht um Betten gehen würde oder Abteilungen oder Anstellungsverhältnisse und Personal. Sondern allein um die Teilhabe am Weltmarkt der Arzneimittel und Apparate.

Der Himmel und die Stadt werden zu einem grauweißen, dann zu einem blauen Schatten. Der Griff an die Schläfe, kurzes Reiben der Augen, die von der übermäßigen Helligkeit wie ausgetrocknet sind. Darum vielleicht der unförmige Schatten? Die Klarheit des Ausblicks war wohl nur geliehen, jetzt kann ich die Stadt nicht mehr erkennen, sind das Tränen?, ja, meine Augen tränen. Wohl vom Wind, von der Sonne. Die Stadt hat von einer Sekunde auf die andere zu rauschen aufgehört! Sieg der Stille, die Ohren verschließen sich jedem Geräusch. Wie glücklich ich plötzlich bin. Wie schön es hier ist. Noch ein paar Minuten, bevor ich wieder auf die Station muss, wo jede Tür, jeder Blick aus einem Bett ein Vorwurf bleibt oder eine Bitte, wo die Kranken liegen, nicht schlafend, sondern wartend, mit ihren zur Zimmerdecke gerichteten Gesichtern, die Haut voller violetter Flecken, zerstochen, mit bläulich oder livide hervortretenden Adern als ungerade Linien auf ihren Körpern, durch die die Flüssigkeit aus Infusionsflaschen rinnt. Nicht nur Gewebe, auch Trieb, ein permanenter Trieb zum Überleben – Organ auf Organ, Genesung suchend. Wie ich das Leben liebe. Der Körper als Wunder. Er gibt nicht auf, sobald er erkrankt. Das tägliche Noch-nicht-Sterben, das Leben-Wollen, die trotzige Fröhlichkeit des Wieder-aufgewacht-Seins. Du. Wir. Dazwischen die wischenden, Nadeln legenden, die putzenden Hände, breite Arme, die Essenstabletts bringen und wegtragen. Und man könnte denken, die liegende, wartende Menschengruppe sei den pflegenden Armen und Händen gleichgültig, das Geschehen um sie herum willkürlich. Aber so ist es ja gar nicht! Alle Griffe sind aufeinander bezogen, jeder wird nur ausgeführt, um zu mildern, zu trösten. Als seien die in diesen Räumen Verweilenden aneinandergekettet, und ich, die Ärztin, mittendrin, als eine weitere Angekettete, mit meinen Handlungen die anderen antreibend, zukünftige Handgriffe vorab in Krankenblätter notierend, Therapie auf Therapie, die vielen kleinen, alltäglich in sterilen Räumen stattfindenden Gesten mit festlegend. Es rieselt in dieser scheinbaren Ruhe, es rieseln die vielen liegenden Körper, wenn nicht äußerlich, so doch inwendig, in ihnen rieselt Wärme, Hitze sogar. Wie glücklich wir sind. Wie wunderbar. Wirklich ganz wunderbar. Während ich hier oben in den grauen, weißen, bläulichen Schatten schwimme und keinen Menschen, nicht einmal die Spur eines Menschen sehe, staut sich unter mir das Kranksein, es ruft nach mir, und so sehr es mich abstößt, so sehr es mich erschöpft, es zieht mich zugleich dorthin zurück, wo ich etwas tun kann, wo ich so nah an unser aller Limit heranrücken und zusammenwirken, ja, wo ich Teil dieses Wunders werden kann: der Regenerierung.

Das Telefon läutete erneut.

Jetzt wussten wohl die meisten Bescheid.

Der Tag zwei

Schmerzen anhaltend, Steigern der Schmerztherapie, Appetit weiterhin reduziert, Physiotherapie und Röntgen angemeldet, Neuro-Konsil und Diätassistentin angefordert.
   Grosch, E.

Asja bemühte sich, freundlich zu klingen, ihre Fragen klangen dennoch hektisch: »Hast du wirklich ein Ethikkonsil angefordert? Warum denn? Haben so schnell alle Zeit?«, während Judits Antwort bestenfalls eine Kenntnisnahme des Gegenübers blieb, »Ja, habe ich«, sagte sie nur. Darauf folgte ein Schweigen, das am Telefon absolut klang und mit dem sich Asja sofort in den Tumult des frühen Morgens zurückversetzt fühlte, zurückgeworfen in das Gedränge der Menge am Gang, die sie mit Informationen überschüttete: Kollaps am Klo, genaue Ursache unbekannt, Fieber in der Nacht, Patientin schwer ansprechbar, desorientiert. Wer war im Gewühl mit dabei, warum wurde es so laut? Judit als Internistin, die nicht nachzudenken schien, sondern sofort auf die Intensiv drängte. Tom, der sich bemühte, nicht gereizt auszusehen und vor sich hin murmelte: Die Frau ist fast achtzig, was wollt ihr?, das schafft so jemand nicht mehr. Die sich weitenden Augen von Tonja und Judit, dann sie selbst, Asja, die sich einschaltete: Hey, hallo, die ist fast achtzig, schon die Sedierung bringt sie um. Dazu die Putzfrau, die die Patientin am Klo gefunden hatte, ebenfalls unter Schock, ihre Augen aber nicht geweitet, sondern als ob sie erloschen wären.

»Sie haben ihr das Leben gerettet«, hatte Asja soeben in ihre Richtung gesagt, eigentlich, um die Frau zu beruhigen, wie eine vom Rekorder abgespielte Reaktion. Nur begann die sich daraufhin heftig zu schütteln und warf sich die Hände vors Gesicht.

Alles verdichtete sich, die ansteigende Wut, die Nervosität, die vielen Wiederholungen: zu alt, gehört nicht auf die Intensiv, hat keine Reserven, zu dünn, zu schwach. Bloß nicht eskalieren, nicht von oben herab klingen, sondern ruhig, der Situation angemessen, die waren hier alle involviert, sie sehen die Dinge nicht klar, oder: Sie sehen, was sie sehen wollen.

Aber es war schon zu spät: Wirrwarr und Lärm, die weinende Putzfrau, Tonjas Augen, Judits fieberhafte Insistenz, ihre Wortschanzen, die Kopfweh bereiteten, Vorwurf auf Vorwurf:

»Der Patientin ging's letzte Woche noch gut.« –
»Sie hat gescherzt.« –
»Darauf beharrt, selbst zu gehen.« –
»Stand aufrecht.«

In dem Moment hörte Asja sich den nächsten Satz aussprechen, schneller und lauter als gewollt, du vergreifst dich im Ton, dachte sie, und wusste schon – das war's! –, während es ihr herausrutschte: »Ihr habt nur ein schlechtes Gewissen!«

Am Anfang hatte es vielleicht eine geringe Chance gegeben, den Vorfall rasch zu beenden und der alten Frau ein Ende an Schläuchen zu ersparen. Aber mit diesem Satz, der die Wunde benannte, war die Chance schon vertan.

Judit krachte als Erste, und ihr hinterher dann der Rest: »Ich will nur wissen, ob wir etwas falsch gemacht haben!«, brüllte sie, und Tonja verlangte: »Man muss etwas machen.«

»Wer hat das überhaupt zu verantworten und warum liegt sie noch auf ihrem Zimmer?« –
»Die Frau ist ganz neben sich.« –
»Erschöpft.« –
»Sofort etwas machen!« –

Asja hörte sich selbst lauter werden: »Neunundsiebzig, die Frau ist neunundsiebzig«, jemand zischte: »Nicht auszuhalten, diese Anästhesisten!«

Wieder und wieder die neu angesetzten Rechtfertigungen, das steigende Bedürfnis nach Erklärungen: alles sei zu knapp kalkuliert und die Pflege kurz vor der Übergabe gewesen, man habe auf die Ablösung durch den Tagdienst gewartet, dann der Kollaps, bemerkt nur von der Putzkraft.

»Blutdruck?«

»Instabil!«

»Asja, ich bitte dich, die Steindl ist sauerstoffpflichtig. Ich kann sie ein paar Stunden auf unserem Notbett auf der Überwachung behalten und es mit nichtinvasiver Beatmung probieren, aber du siehst doch, wahrscheinlich wird man sie intubieren müssen, sie muss zu dir!«

Asjas Protest war nur noch ein Automatismus, als sie murmelte: »Ich habe aber kein Bett für sie, wir sind voll.«

»Schon wieder?«

»Alles von der chirurgischen Sonderklasse belegt.«

»Dann mach eines frei.«

Das war kaum ein paar Stunden her, aber die Anästhesistin hatte das Gefühl, es sei eine andere Welt gewesen, in der es sich abgespielt hatte. Sie hörte Judit am Telefon seufzen und hatte nur ein Ziel: Schadensbegrenzung. Man musste eine Vergebungsnische, einen Mea-culpa-Unterschlupf finden, und dann zurück zum Alltag, damit Judit aufhörte, die ganze Sache weiter zu verschleppen, das Chaos und der zusätzliche Zeitverlust würden sonst kein Ende finden.

»Es tut mir leid, du hattest recht.«

Kein besonders origineller Versuch, das Schweigen am Telefon zu unterbrechen, aber mehr als dieser Allerweltsspruch fiel ihr nicht ein, sie konnte ja nicht einfach die Hand ausstrecken und Judit mit einem wundersamen Blick ansehen, der das Vertrauen zwischen ihnen sofort wiederherstellen würde.

»Judit?«

»Was?«

»Wollen wir den Fall noch einmal besprechen, die Patientin wird in ein paar Stunden zu uns verlegt.«

»Ich denke nicht, dass das notwendig ist. Du weißt, was zu tun ist.«

Die andauernde Stille als Strafe war am Telefon weit unangenehmer als von Angesicht zu Angesicht, und wieder war es gerade diese Schweigestille, die das Bild der Freundin in Asja überdeutlich aufkommen ließ: Judit, Internistin mit Leib und Seele, direkt und noch direkter, die gerunzelte Stirn, ihre Neigung zu Kopfschmerzen, der ständig kreisende Blick, ihr Körper im hellen Krankenhausgewand, das sich von ihrer dunklen Haut abhob, die störrische Hilfsbereitschaft, ihr ebenso störrisches Lächeln. Ein zärtliches Wesen, immer auf der Suche nach Antworten, immer zweifelnd, immer im Einsatz. Obwohl es dieses *immer* im Grunde nicht mehr wirklich gab, alles veränderte sich, wurde mit jedem Ereignis seltsamer, Monat um Monat ärger. Judit schien dem einst zärtlichen Wesen, das sie gewesen war, eigentlich selbst nur noch hinterherzulaufen. Aber was half es?

Sie muss doch wissen, dass ich das nicht aus Bosheit mache, sondern aus Überzeugung.

Ich bin schon zu lange dabei und ich halte es besser aus. Man muss Entscheidungswillen zeigen, nicht an Urquell, Licht und Geist glauben, nicht nach dem Verborgensten und Tiefsten suchen, sondern die Dinge nehmen, wie sie sind: Das Alter. Die Fallgeschichte. Die Vorgeschichte. Die Krankenakte heranziehen, sie dreimal durchackern. Schlüsse ziehen. Fehler? Woran sonst soll man wachsen! Tonja, Tom, Judit und Jovo, alle waren sie mit der Patientin in Kontakt gewesen, Tag für Tag hatten sie mal richtig, mal falsch entschieden, weil es nicht besser möglich war. Das Schuldgefühl ist der schlechteste Ratgeber, und ganz besonders dann, wenn man sich dieses Schuldgefühl nicht eingesteht.

»Ich würde wirklich gerne die Patientin mit dir durchgehen, ich berichte dir dann auch, wie die Verlegung geklappt hat? Heute gleich nach der Schicht? Bei einem Glas Wein vielleicht, im *Lorenzo*?«

»Mhm.«

»Judit?«

»Was?«

»Wenn ich irgendwas tun soll –!«

»Es würde schon reichen, wenn du deine Arbeit machst.«

Der Knall, den wir haben

Ein Tonband lief. Unterschiedliche Stimmen, die zu hören waren, brachen ab, setzten wieder ein, gehetzt, knirschend, auch grimmig. Die Tonlagen änderten sich, nicht aber das drängende Moment in ihnen:

»Genau. So ist es. Etwas Gutes tun, halt einfach was Gutes. Das Leben besser machen. Was die alleine nicht hinkriegen, ihnen dabei helfen. Sie unterstützen. Dass die sich dann wieder selbst versorgen können. Etwas Gutes eben. Ihnen als Person helfen. Gespräche führen. Nicht immer nur die gleichen Stehsätze. Das geht halt nicht. Gar nichts geht so. Ich habe selbst auch noch ein Leben. Muss ich eben finanzieren. Niemand freut sich darüber, ständig mit Kranken zu arbeiten. Wo sie einen halt so brauchen. Ich denk oft, ich habe einen Knall, dass ich das alles mache, für so ein Gehalt. Jede, die das macht, hat einen Knall. Da gibt es Tarife, aber die gelten nicht für alle. Sie sagen Berufung. Es ist halt auch ein Beruf. Und der Druck. Musst immer zuhören. Selbst wenn du nicht zuhören kannst. Oder willst. Versorgen und durchschleusen, obwohl es grad nicht geht. Bist zu langsam. Musst schneller sein. Die können mich gernhaben, denk ich mir oft. Die sagen ja: Euer Problem. Stehst da, und kriegst von der Stationsleitung ein: Mach's halt besser. Sie reden sich's leicht. Obwohl sie genau wissen, wie es abläuft. Es gibt nur so und so viele Vollzeitstellen. Es gibt nur acht Stunden täglich. Bräuchtest für jeden Kranken drei, hast aber für alle zusammen nur eine. Damit musst du halt zurechtkommen. Einen Knall haben die. Krieg dein Team unter Kontrolle! Ich habe doch kein Team, sind zu wenige. Ständig ist jemand im Krankenstand. Wir sind so instabil wie unsere Arbeitspläne, erstellen ständig neue und wissen dabei schon, dass wir sie nicht einhalten werden. Ist immer alles gleichzeitig: wirst ständig unterbrochen, kannst nichts fertig machen, jedenfalls nicht *gut* machen. Zur Hälfte vielleicht. Gespräche führst du fast keine. Schon gar nicht mit Angehörigen. Auch mit Patienten fast nie. Nicht richtig halt. Hast es wieder mal *nicht* geschafft, gleichzeitig zu dokumentieren, zuzuhören und vorauszuplanen. Bist wieder mal zu kurz wo gewesen, um zu verstehen, was die wirklich hat. Und keine Pause gemacht, nichts getrunken. Bist ständig dehydriert, während du die Kranken hydrierst, dabei brauchen sie es manchmal nicht mal. Muss halt sein. So eine Infusion, die rechnet dann. Die rechnet sich. Ohne die bin ich bald arbeitslos, sagt der Oberarzt. Halb im Scherz. Aber er meint es ernst, wenn er solche Scherze macht. Kein gutes Gefühl. Das macht den Job nicht leichter. Und du rennst hin und her. Vergisst ständig etwas, kannst nie auf Wünsche eingehen. So brüllen die gern. Die von oben. Krieg das hin, egal wie! Jeden Tag das Gleiche. Stress ist das nicht, das ist Alltag. Stress ist was ganz anderes. Wenn wieder jemand im Krankenstand ist. Und du das Doppelte, weil keine Springerin da ist. Haben alle einen Knall. Schreien die Patientinnen auch mit dir. Nie mit dem Arzt. Nur mit dir. Du kannst halt was Gutes tun, wenn du den Job machst. Dich um sie kümmerst. Und redest mit ihnen. Aber das kannst du nicht mehr richtig, ob mit Knall oder ohne, wenn die die Vollzeitstellen in der Pflege um mehr als zehn Prozent verringert haben.«

Ein Finger drückte auf die Stopptaste. Es wurde still.

Das Gesicht der Betriebsrätin verriet weder Bewegung noch Gefühl. Sie räusperte sich, sagte dann, während sie sich wiederholt über Wange und Stirn strich, dabei nach Luft schöpfend, als verlangte ihr das Sprechen viel Kraft ab:

»Das sind die Mitarbeiterinnen in der Pflege, die in den letzten drei Jahren gekündigt haben oder gekündigt wurden.« –

»Sie waren im Klinikstreik vor drei Jahren involviert, hier eine Liste.« –

»Schaut nicht gut aus, dass sie weg sind.« –

»Überhaupt, dass so viele weg sind.« –

Sie machte erneut eine Pause, resigniert, und legte dann eine Mappe auf den Tisch.

»Ich möchte Ihnen diese Liste hierlassen.« –

»Und auch eine Studie zum Thema Pflegearbeit als Weg in die Depression.«

Der Tag drei

Heute Therapieplan für Physio erstellt sowie damit begonnen. Massagen, Strom, auch Diätplan gestartet. Röntgen unauffällig, keine Frakturen, keine neurologische Ursache der Schmerzen laut Begutachtung. Subjektiv weiterhin Schmerzen, fragliche somatische Genese, klinische Psychologie veranlasst.

Kasparek, J.

Warnung

»Wer auch immer hier Mist gebaut hat, ich ziehe *dich* zur Verantwortung«, sagte Primar Kommerasch zu Oberarzt Trattner, als der ihm berichtete, dass ein Ethikkonsil einberufen worden war.

Ohne Krankenhauskleidung wirkte Judit lebensfroher, ihr Gesicht schien weniger flach und heller. Sie saß inmitten von Blumentöpfen, deren Erde von Moos überzogen war und aus denen sich asketische Bäume erhoben, Oliven, Oleander, ein paar krumme Pälmchen. Die Mauer in ihrem Rücken war von Efeu überzogen, durch das an manchen Stellen Grünspan leuchtete. Auch ihre Kleidung imitierte Natur, schillernd, lebenstrunken, frisch: blassgrüne Blumen auf Schwarz. Eine festlich gekleidete Wald- und Wiesenfee im Gastgarten, ausgeleuchtet von dem froschgrünen Licht kleiner Lämpchen; zerzaust, leicht verschwitzt, braun die Augen, die Haut, die Haare.

Auch das könnte ein Alltag sein.

Beim ersten Schluck Chardonnay die Frage: »Sind wir okay?«, daraufhin Judits Antwort: »Bin nur müde.« Die Kälte ihrer Stimme als aufrechterhaltener Grenzzaun.

Während die Zeit ohne echtes Gespräch, nur mit verstocktem Geplänkel zwischen ihnen verging, wie so oft in den letzten Monaten, drängte sich Asja ein früheres Bild der Frau ihr gegenüber auf. Nämlich Judit, jünger, siegessicher lächelnd nach ihrem Bewerbungsgespräch vor fünf Jahren, gelöst und fröhlich. Wie sie ihr um den Hals gefallen war, und das Vertrauen in ihren Augen: »Wir haben es geschafft.« – »Sie haben mir alles zugesagt!« – »Das verdanke ich dir!« Sie krümmten sich gemeinsam vor Lachen: »Nein, das verdankst du dir selbst!« – »Siehst du, siehst du? Die Verhandlungen haben sich gelohnt, du hast es hoffentlich schriftlich?«

Der Spielraum schien groß, und die Energie, die ihre Freundschaft bis zum heutigen Tag ausmachte, floss aus der einen heraus in die andere und dann zurück.

Wir waren die optimistische Generation!

Asja kämpfte, das war ihr wohl bewusst, um ihre Freundschaft mit Judit, die schon vor Längerem, wahrscheinlich vor einem Jahr zu zerbröckeln begonnen hatte. Die Entfremdung wirkte auf sie nicht nur bedrückend, sondern idiotisch, wie etwas, das eigentlich nicht möglich sein sollte, und trotzdem geschah. Im Schutz des Abends, belebt vom zweiten Glas, formulierte sie darum eine Beschwichtigung auf die andere, sogar einen Scherz, für den sie ungewolltes Auflachen erntete. Sie berichtete auch von der Übernahme auf die Intensiv, es sei mühsam gewesen, die Steindl mittlerweile intubiert, ein ziemlicher Kraftakt. »Habe ich doch gesagt, dass das nötig sein wird!« – »Ja, hast du!«

Nein, lass das Konsil unerwähnt, obwohl du nicht verstehst, warum solch ein Wirbel gemacht werden soll, aber das ist eben der Unterschied und wird immer der Unterschied bleiben: Interne ist das eine, Intensiv etwas ganz anderes.

Die Stimmung war immer noch misstrauisch, aber nicht mehr wütend, Asja redete weiter, reihte ablenkende Worte aneinander, hastig erzählte Anekdoten, wenig ausgeschmückt, nur Wesentliches zusammenfassend, wagte dann wieder einen Scherz, diesmal über die Physiotherapeutin – »Du musst mal in ihre Handtasche schauen, mit den Vitaminpillen kannst du eine Apotheke aufmachen, trinkt nicht, raucht nicht, in *der* Haut möchte ich nicht stecken.«

Judits Finger hinterließen rote Flecken auf der Haut, als sie sich beim Auflachen die Schläfen rieb. Sie bestellte ein weiteres Glas – gutes Zeichen! –, und Asja versuchte nun, einen vertraulicheren Ton zu finden:

»Was ist mit deinem Kavalier?«

»Nenn ihn nicht so.«
»Er hat sich sehr für dich eingesetzt.«
»Mag sein.«
»Mit Tom bist du gut?«
»Wird schon werden.«
»Du wächst ihm über den Kopf.«
»Er könnte der Beste sein, wenn er nur wollte.«
»Ganz sicher.«
»Du unterschreibst?«
»Sowieso.«
»Alles gut bei dir, und mit Roki?«
»Der ist ausgezogen.«
»Wurde auch Zeit.«

Das Zurücklehnen in den frischen Moosgeruch, der den Abendausklang andeutete, und dann wieder das Schweigen, aber nicht mehr als Bestrafung, sondern als Symptom der Schizophrenie einer Freundschaft an einem Arbeitsplatz wie dem ihren. Woher diese Angst voreinander? Die Energie war noch da, blieb weiterhin spürbar, wenn auch begraben unter großer Lethargie und größerer Panzerkälte.

Asja gab sich einen Ruck und kam endlich zur Sache.

»Judit, du weißt, von allen im Haus respektiere ich dich am meisten. Doch, doch, bitte hör mir zu, das muss jetzt sein. Du hast alles selber geschafft, das Studium selbst finanziert, ganz ohne Kontakte einen Ausbildungsplatz an der besten Klinik unseres Verbundes gekriegt. Bist dann freiwillig zu uns gewechselt, eigentlich ein Abstieg, das kommt halt so, wenn man etwas aufbauen will. Ich war froh, dass wir dich kriegen, habe Tom dabei unterstützt, dich zu behalten. Ich weiß, unsere Intensivstation ist nicht das, was du dir gewünscht hast, so halb von der Internen, halb von der Anästhesie bespielt. Man fragt sich natürlich, warum die jemanden wie *dich* geholt haben, aber das ist ohnehin undurchsichtig, ja, seltsam. Jedenfalls war uns klar: Die vielen postoperativen Betten für immer mehr lukrative OPs, da muss die internistische Seite ständig zurückstecken, damit die Kapazitäten für andere Patienten frei werden. Du hast das alles geschluckt und so gut weitergerackert wie möglich. Beeindruckend. Doch, doch. Sie haben dich mit großen Versprechungen geholt, und keines davon gehalten, aber du hast dich nie darüber beschwert, hast nicht einmal gemuckst, als man dich nach dem Aufnahmestopp, weil Personal nur noch intern verschoben wurde, Tom zugeordnet hat. Ausgerechnet ihm, der dich schon ausgebildet hat, zurück auf die reine Interne. Kein guter Start in die Unabhängigkeit. Noch dazu mit seiner Neigung zum Schwitzen. Und vom Aufbauen keine Rede mehr. Du weißt, wie sehr ich dich respektiere. Du hast dein Schicksal und das der anderen um dich herum immer ernst genommen. Auch das der Patientin. Bis zum Schluss. Du bist nicht wie ich oder wie Tom. Lass mich das jetzt mal in aller Klarheit sagen, nein, bitte, lass mich ausreden. Du bist wie niemand hier am Haus, wie niemand im gesamten Verbund. Du hast, wenn du Fehler gemacht hast, immer solche gemacht, die man machen muss, nicht die, die man vermeiden kann. Das sagt Tom ständig, so wenig ich ihn sonst ausstehen kann, da hat er recht. An deinen Fehlern kann man ablesen, wie weit du uns allen voraus bist. Du funktionierst unter Druck und siehst in allem einen Sinn, wo ich nur negative Konsequenzen sehe. Ich weiß, dass ich zu aggressiv bin. Ich erwarte von mir selbst zu viel, und von allen anderen zu wenig. Ja, das weiß ich. Ich bin nicht sanft, nicht sensibel, bei mir waren die psychologischen Seminare umsonst. Und ich weiß, dass die Härte für uns auf der Intensiv leichter ist als für euch. Wir haben nicht dieselbe Art der Verantwortung wie ihr, wir könnten die Weite eurer Entscheidungen ja gar nicht ertragen, dafür ist der Zeitdruck zu hoch, alles immer akut. Nein, unterbrich mich bitte nicht, das ist keine Entschuldigung, ich analysiere ja nur, und ich bin schon am Ende. Es stimmt auch, oft sehen wir nicht, was ihr tut, wir sehen nichts außer der Funktion, die ihr für uns habt, und kennen nur unsere Funktionen als Reaktion darauf. Aber du weißt, dass ich dich sehr respektiere. Oder? Dass ich deine Meinung respektiere.«

Nach einer kurzen Pause griff sie über den Tisch hinweg nach Judits Hand, drückte zu und legte alle Kraft in ihre Stimme, um sie auf ihr Gegenüber zu übertragen:

»Ich teile sie nur nicht.«

Spitzengespräch

Die Gewerkschaft teilte mit, man sei optimistisch, mit dem Verbund und seinen Tochtergesellschaften zeitnah in Verhandlungen über einen »Tarifvertrag Entlastung« einsteigen zu können. Spitzengespräch, Sitzungssaal, Sonnabend: reguläre Verhandlungen, ja oder nein, große und kleine Hoffnungen, die Verhandlungsführerin, Annalena, betonte in einem Sendschreiben, dem Klinikkonzern sei vorgeschlagen worden, ein weiteres Vorgehen gut abzusprechen, ansonsten es zu Streiks kommen könnte. Auf Zeit zu spielen scheine jedoch das Ziel des Konzerns zu sein, und schnelle Beilegung des Konflikts liege offenbar nicht in seinem Interesse. Brief vor einem Jahr gezeichnet, unter anderem von Tonja Lukitsch, Kundschafterin des Friedens zwischen Pflege und Medizin. Gelesen von: drei bis vier Personen. Folgen des Briefes: zwei Entlassungen und eine Kündigung, nämlich jene von Annalena, der Verhandlungsführerin, dies als ein erstes Ereignis. Die Rahmung des Briefes und sein Aufhängen im Besprechungszimmer der Pflege dann als das zweite, und sein Abhängen ein halbes Jahr später, als das Besprechungszimmer wegen angeblicher Renovierung gesperrt wurde, als das dritte und letzte in dieser Angelegenheit.

Judit reagierte wortlos auf Asjas Erklärung, packte ein Papier aus und legte es vor die Kollegin, die sofort unterschrieb. Danach fiel kein Wort mehr über die Sache zwischen ihnen, und die zwei Frauen stürzten sich, als wäre nie etwas vorgefallen, in ein anders gelagertes Gespräch, redeten über die Veränderungen überall um sie herum, nicht erst die kürzlichen, sondern die bereits lang anhaltenden: Was geschieht eigentlich mit uns? Es ist zu viel, um es zu verstehen, aber wie soll man das Unbegreifliche in begreifbare Einzelteile zerlegen, ohne etwas dabei zu unterschlagen? Die alte Zärtlichkeit zwischen ihnen wuchs Wort für Wort, träge, aber stetig wieder an. Fußspitzen der Verständigung und des Trostes. Sie sprachen über die Erschöpfung, dem Zu-dicht-dran-Sein, die zu große Intensität, das Stolpern in Räume, die geräumt worden waren, ohne dass man ihnen Bescheid gegeben hatte, die Angst vor dem Knarren der Klinken, dem Quietschen der Tür, die ins Nichts führt. Nicht schon wieder. Leere und noch größere Leere. Übertreibe ich? Stolpern, immer nur stolpern. Auch in der Nacht, auch im Traum, fast nur Zustände, die sie quälten. Kaum Schlaf, zumindest kein richtiger – nur dösen.

Judit erzählte von ihrem wiederkehrenden Traum, von dem sie nicht wusste, ob er vielleicht eine Erinnerung war: Da steht zunächst sie, in einem unklaren Dunkel, das in Bewegung gerät, aus dem sich ein Krankenzimmer, ein Gang, eine Toilette formt, in die sie – ja, wieder: – stolpert und in der plötzlich jemand vor ihr steht und brüllt: »Du solltest dich schämen!«

Sie, die leise nachfragt: »Wie bitte?«

»Ja, schämen!«

»Wieso?«

»Schämen solltest du dich, für das, was du uns angetan hast.«

»Was habe ich denn –?«

Der Griff nach ihrer Hand, und wieder sie, Judit, die in das näher kommende Gesicht schreit: »Wer sind Sie überhaupt?«

Danach das hilflose Weiterstolpern, Tasten im Dunkeln, schon war die oder der Fremde – und damit das Krankenzimmer oder der Gang oder die Toilette – verschwunden, und Judit schwitzend aufgewacht. Und natürlich: Das Ganze mehrmals in der Nacht.

»Vielleicht brauchst du Urlaub?«, fragte Asja.

Am Hinterausgang des Krankenhauses stieß Jovo auf den Oberarzt, und beiden war es unangenehm.

»Bradić!«

»Trattner!«

»So spät noch im Haus?«

Jovo blieb kurz angebunden: »Viel zu tun«, woraufhin der Oberarzt lachte: »Euch geht die Arbeit wirklich nicht aus.«

Der Arzt als Philosoph und dessen Karikatur zugleich.

Merkte er nicht, dass er den Witz seit Jahren wiederholte?

»Dann haben wir also nach langer Zeit wieder einmal ein Ethikkonsil?«

Trattner war neben dem Fahrradständer stehen geblieben, enttäuscht, dass keine Reaktion kam, vielleicht resigniert, dabei musste er es doch langsam verstanden haben: »Das wird interessant, nicht wahr?«

Während er sein Rad abkettete, blieb es still.

»Interessant, interessant.«

Wieso konnte er den Kerl, den er früher so gern gehabt hatte, mittlerweile so gar nicht mehr leiden? Trattner war einer der Ruhigen im Haus, und eigentlich lagen Jovo die besonnenen Typen. Irgendwas hing aber schief zwischen ihnen. Am Anfang, und der wirkte so fern aus heutiger Sicht, waren sie sich tatsächlich nahegestanden. Weil der Oberarzt wusste, dass er, Jovo, studiert hatte, bevor er vor Jahren sein Heimatland verlassen hatte, um im Ausland zum Pfleger umgeschult zu werden, suchte er ständig das Gespräch mit ihm, von Banalitäten zu Weisheiten wechselnd und wieder zurück. Glanz, Triumph und Niederlage der Klinik, über nicht weniger und nicht mehr debattieren sie miteinander, fröhliche Diskussionsroulette als Beginn einer Freundschaft:

Ziel festlegen: Reform der Pflegearbeit –

Schritt eins: die Analyse –

Dann Schritt zwei: der Prozess der Erneuerung.

Wann hat der Trattner begonnen, mir auf die Nerven zu gehen? Dieser konsequente Immer-auf-Sie-Oberarzt, der nie das Du-Wort ausgeben wollte, noch im besoffenen Zustand die Höflichkeit wahrend, damit Arzt und Pfleger, ja, damit Oben und Unten sich ja nicht zu nah kommen. Gerede. Feines Gerede. Immer entlang der Achse von Pflege zu Philosophie und zurück – er hat aus mir abgeschöpft, mir Tiraden entlockt über das Problem des Netzwerks und die Frage der Produktivität als *Perpetuum mobile* unseres Betriebes. Ein Kennenlernen auf hohem Niveau, aber kein bisschen ernst. Beim Mittagskaffee, oft müde vom Kater des Vortags, ging das schon los, die dümmsten Ideen: Es hilft nur das Nichts-mehr-Tun, um Arbeit zu vermeiden. Macht man ein Krankenbett nicht mehr, kann sich niemand hineinlegen, weswegen sich keine schmutzige Bettwäsche sammelt, die jemand waschen und falten muss. Beschließt man, kein Essen mehr zu servieren, fällt kein Kochen an, das dann kein Abwaschen, weniger Hinternwischen, Windelnwechseln, kein Desinfizieren und Tragen nach sich ziehen kann. Die ironische Erkenntnis aus solchen Gedanken: Während andere behaupten, unserer Gesellschaft gehe die Arbeit aus, ist es für uns gerade umgekehrt: Sie türmt sich auf, je mehr wir tun. Mit jedem Griff kommt immer noch etwas obendrauf, und natürlich: Es ist die Arbeit des Arztes, die mir, dem Pfleger, ständig neue Arbeit macht. Was immer er tut, um Therapien oder Diagnosen zu erstellen, schafft weitere Nachfrage nach mir.

Und jetzt, nach Jahren der Entfremdung, war *das,* diese Banalität, der letzte gemeinsame Witz – die Arbeit, die ihnen nicht ausging – und jedes Mal war es der Oberarzt, der ihn auspackte. Anbiedernd, grinsend, unsicher. Eigentlich ein lieber Kerl und unter anderen Umständen sicher ein möglicher Freund. Sind wir einander zu peinlich geworden? Er, der Festangestellte – ich, der Angeheuerte.

Seine verlegenen, hartnäckigen Versuche, an die anfängliche Freundschaftlichkeit zwischen ihnen anzuknüpfen, seine ständig neuen Offensiven wurden Jovo immer unerträglicher, denn nach all der Wut, die sich in der Klinik seit Jahren angestaut hatte, funktionierte ihre Beziehung nicht mehr im Geringsten. Die Freude an den gemeinsamen Spinnereien war ganz weg. Der Aufnahmestopp, die fehlenden Festanstellungen, die häufigeren Entlassungen, Beurlaubungen, das zermürbende Zeitalter der zu langen Krankenstände. Wer hatte die Entfremdung zwischen ihnen verursacht? War das nur die rangübliche Verachtung des Pflegers gegenüber dem Arzt? Jedenfalls die Verachtung für einen Arzt, der sich in den Pausen wie ein Politiker und Philosoph gab, wenn es aber an die Arbeit ging, um nichts besser war als die anderen.

Er befiehlt, wir führen aus, ganz egal, wer hier wie viel bezahlt bekommt! Es ist ja in wenigen Minuten notiert: Therapie: so und so, bitte ab dann und ab dann; Medikament: mal dieses und mal jenes. Nur: Die Arbeit, die das hervorbringt, dauert dann Stunden. Ich ziehe die Patientin hoch, begleite sie, trage oder fahre sie umher, setze sie an der Bettkante wieder ab. Schwanke unter der Last. Ja, wie oft habe ich unter der Steindl geschwankt, obwohl kaum etwas an ihr dran war zu Beginn, aber selbst im abgemagerten Zustand blieb sie nicht leicht zu tragen. Es sind die Knochen, die wiegen, nicht das Fleisch.

Was denkt der Oberarzt, wenn er hineinkommt und mich schleppen sieht – und nicht nur schleppen, auch eincremen, einseifen, am Fleisch fremder Menschen hantieren? Kennt er den Widerstand eines erschöpften alten Körpers? Täglich schwanke ich noch mehr, ziehe und schleppe die Kranken vom Stuhl hin zum Bett, oder vom Bett hin zum Stuhl, nur wenige Meter, aber oft ist mir, als bewege sich das ganze Krankenhausgebäude langsam mit uns vorwärts. Außerdem: Geht das Monatsbudget aus oder fallen anderswo dringendere Dinge an, ziehen sie mich ab, stecken mich in eine andere Abteilung, oder zwingen mich zum Stundenausgleich, aber wenn ich nach Tagen wiederkomme, ist die Arbeit weiterhin unverrichtet, nur sind obendrein andere Pflichten dazugekommen. Wie kann er zusehen dabei, wie kann er Tonja zusehen, und mir und Elvira und Gert? Er sieht uns, ohne zu sehen, was wir tun, will nicht wahrhaben, dass wir so kaum noch arbeiten können, ist dabei selbst schon *am Ende*, und das führen wir ihm vor.

Das Material der Konsultation: der Mensch und seine Erzählung über sich als Schmerzspeicher. Dieser Schmerzspeicher als mögliche Verbindung zwischen ihm, dem Menschen, und der Welt. Dazu braucht es nicht nur die Analyse der Wortwahl der Kranken, sondern auch Deutung der Mimik und Stimmlage, der Haltung, ja sogar der Handschrift auf den von ihnen ausgefüllten Fragebögen. Es sind die versachlichenden Rituale, die helfen: die Frage-Antwort-Logik als Vorspiel der Therapie hilft fast immer bei der Bewältigung, trotz des Schmerzes. Die Konsultation nährt die Hoffnung auf Verständnis und Sorge. Das menschliche Herz, die alles verbindende Pumpe. Um ein Beispiel zu nennen: Mein erster Ausbildungsarzt hat seine Patienten standardmäßig befragt: »Wo tut es weh?«, und wenn sie geantwortet haben: »Hier, in der Brust, da drin glüht es und brennt es wie Feuer«, hat er sofort gewusst: Herzinfarkt! Glaub mir, kein einziges Mal lag er falsch. Aber: Fällt das tiefgehende Gespräch als Teil der Behandlung weg, bleibt vieles wirkungslos, man scheitert am Benennen der Ursachen, nicht nur der naheliegenden, sondern auch der verdeckten. Und jede Therapie – als lösungsorientiertes Handeln – kommt doch bitte erst nach der Diagnostik. Bleibt diese lückenhaft, ist nichts mehr zu retten. »Nur dass du's weißt, ich glaube nicht mehr wirklich an Konsultation«, hatte Tom Judit eines Tages erklärt. »Ich mach ohnehin ein EKG, warum also zehn Minuten für die Interpretation des Patientengestammels verlieren?«

Der Tag fünf

Nachts noch Schmerzen, Schmerzmedikation abends erhöht. Appetit besser. Stuhl normal. Sonst keine Beschwerden. Pat. ist sehr zufrieden mit der Physiotherapie.
 Kasparek, J.

Bekanntermaßen leben wir nicht in der überblickbaren Welt einer idealen Klinik, sondern bloß der Imitation einer solchen. Ebenso bekanntermaßen folgt die Realität sozialer Beziehungssysteme nicht der Eleganz mathematischer Modelle, wie sie sich unsere Geschäftsführung ausgedacht hat. Diese Beziehungssysteme in ihrer alltäglichen Auswirkung zu verstehen, bleibt die wichtigste Aufgabe einer Abteilungsleitung. Geht diese nämlich von ihrem Team als einem System der gefestigten Vernetzung aus, übersieht sie, dass der Zerfall eines solchermaßen robust gedachten Netzes schon durch den Ausfall vereinzelter Knotenpunkte ausgelöst und dieses darum leicht verletzt werden kann. So hat nicht nur der Stellenabbau bei der Pflege, sondern auch die Auslagerung der Bettenschieber dazu geführt, dass an den verbindenden Stellen, wo sich einst wichtige Knoten bilden konnten, die Übergabe der Information und somit die Übergabe der Kranken nicht mehr einwandfrei klappt.

Nehmen wir zum Beispiel die Patientin Steindl: Nachdem sie frühmorgens kollabiert ist und die Putzkraft sie am Boden ihres Badezimmers gefunden hat, wurden nach zehn Minuten die Träger kontaktiert, um sie auf die Überwachungsstation zu bringen. Bis sie ankamen, vergingen zwanzig Minuten, der darauffolgende Transport dauerte weitere zehn. Vor drei Jahren, als die Logistik des Hauses noch intern geführt wurde, hätte alles zusammen bloß fünfzehn Minuten gedauert. Die Klinik war damals eine planbare Welt, in der alle Handlungen in sinnvoller Reihenfolge verbunden blieben. Heute ist sie ein Loch, in dem Wissen verschwindet.

Die lange Dauer des Steindl'schen Abtransports ist, wie wir sehen können, mehreren Gründen geschuldet, unter anderem den Widersprüchen bei der Entscheidungsfindung um das weitere Vorgehen, aber im Konkreten auch den hier sichtbar werdenden Folgen der wachsenden wirtschaftlichen Zwänge. Seit man die Bettenschieber aus dem Klinikverbund ausgegliedert und als eine neu gegründete Service-Tochterfirma in dem Krankenhausverbund unter eine zentrale Steuerung gestellt hat, sind die Schieber keine Festangestellten mehr, weswegen im Budget kein Aufenthaltsraum für sie eingeplant werden darf, was letztendlich bedeutet, dass sie für unser Haus als inexistent gelten. Mietet man sie bei Bedarf als Suffixe innerhalb der Grammatik unserer Klinik nun tage- oder wochenweise extern an, müssen sie in ihrer Zeit zwischen den Aufträgen dennoch irgendwo unterkommen, weswegen man ihnen nach langem Gerangel, weil sie grollend, wartend und jausnend die Gänge besetzt gehalten haben, einen fensterlosen, staubigen, fleckigen Aufenthaltsraum im Keller, in den einstigen Katakomben der Klinik zugeordnet hat, gleich neben den Räumen der einst hauseigenen Wäscherei, die jetzt ein Lagerraum ist. Dort warten sie nun zwischen Rohren und Leitungen auf Aufträge. Die Missachtung ihrer Arbeit empfinden sie nicht nur als eine symbolische, sondern auch als eine reale, was wiederum, wie im Personalmotivationsbericht nachzulesen ist, zu trägerer Fortbewegung der sich zumeist aus Zivildienern und Studenten zusammensetzenden Gruppen führt.

Ruft man die gemieteten Männer dieser Tage zu einem Patiententransport, dauert das erste Telefonat durchschnittlich zwanzig Sekunden, jene drei Anrufe, die darauf folgen müssen, ziehen sich aber Minuten über Minuten hin. In Folge dauert die Liftfahrt aus dem Keller auf die Ebene, wo es Kranke zu holen gibt, auch ihre Zeit, und der Transport sowieso. Ergibt sich aufgrund der starken räumlichen Trennung zwischen Bettenschiebern und

Teamleitung das Problem, dass falsche Informationen kursieren, verlängert sich das Procedere zusätzlich.

So geschehen im Fall der Steindl, bei der *summa summarum* die Dauer der Abholung, als sie nach einer heftigen Auseinandersetzung unter der Belegschaft endlich beordert wurde, Zeit genug ließ, um die begonnene Debatte über die Frage nach dem weiteren Vorgehen ausufern zu lassen, eine Debatte, der nun in einem einstündigen Ethikkonsil münden wird – Kaffeepause miteinberechnet –, das erneut als zeit- und vor allem kostenintensiv einzuschätzen ist.

Als Nebenbei

Trattner hatte seine Ohrenschützer aufgesetzt und wollte aufs Rad steigen – Er fährt ohne Helm? Soll er ruhig! –, als ein Mann ihn von hinten umarmte.

»Auch schon Dienstschluss, Jovo?«

»Scheint so.«

»Kommst mit, *kolega,* was trinken?«

»Nein, nein, geht ihr ruhig alleine.«

Jovo wartete, bis der Oberarzt losging, mit einer Hand das Rad schiebend, mit der anderen bei seinem Cveto eingehakt, was ihn angesichts dessen Größe dürrer und geradezu eckig wirken ließ, ein abgenagter Knochen in den Armen des Riesen.

Ach, sei ehrlich, Jovo! Vielleicht liegt es an der Tatsache, dass Trattner sich ständig mit neuen Männern umgibt, jeder kerniger, jünger, stärker als der vorige, dass du dich von ihm beobachtet fühlst, eingeladen, oder schlimmer noch, niemals wirklich eingeladen, denn zu einer Annäherung auf dieser Ebene ist es ja letztendlich nie gekommen, dafür war der Oberarzt viel zu klug, der hatte nie was mit Leuten aus dem Haus, geradezu paranoid – und dann nimmt er sich jetzt Cveto. Oder hat umgekehrt Cveto ihn sich genommen, was fast wahrscheinlicher ist, weil Cveto sich alle nimmt, und zwar mit Furor, jünger als der Trattner, doppelt so groß, und dreimal so breit; spöttische Augen, reizbar, selbstsicher und großmäulig. Nicht unterzukriegen. Zum ersten Mal zieht der Oberarzt also mit einem der Unsrigen durch die Gegend, auch nicht ohne, wirklich, was für ein Paar: der eine fettnackig, der andere knochendürr, und alle reden darüber, mich aber hält die Frau Doktor geheim. Na, mit den beiden Kerlen was trinken gehen, das wäre schon was, aber sicher nicht heute.

Als die beiden sich umarmt haltenden Männer nur noch zwei dunkle Striche am Ende der Straße waren, brach Jovo auf. Am *Lorenzo* vorbeigehend sah er Judit mit der Anästhesistin im Gastgarten sitzen. Da waren sie also wieder. Es erschien ihm fast unabwendbar, dass die beiden nach der Schicht fröhlich zusammensaßen. Wie oft tun sie das, zweimal, dreimal pro Woche? Ständig ist etwas nachzubesprechen, durchzudiskutieren. So bleiben sie unter sich, trinken unter sich, verschwören sich unter sich, und ich schleppe bis abends die Kranken.

Judit war gerade dabei zu gehen. Sie stand im Mantel über die andere gebeugt, gab ihr zwei Küsse auf die Wangen. Im Umdrehen trafen sich ihr und Jovos Blick durch die Oleanderstämme, die den Eingang zum Garten verstellten und sie begann wild zu winken. Er blieb in Bewegung, aber nach wenigen Schritten hörte er sie in seinem Rücken: »Jovo, Jovo, warte kurz.«

»Hast du gehört?«

Sie hatte ihn eingeholt: »Hast du gehört, das Konsil –«

Er ging langsam weiter.

»Du hast es gehört, ja. Du hast Zeit, oder? Du kommst?«

Er nickte, sie griff nach seinem Arm, hielt ihn fest: »Ich gehe mit«, versuchte, ihn an sich zu ziehen: »Wenn es dir recht ist?«

Er nickte wieder, obwohl er wusste, das würde nur seinen Morgen schwerer machen: die Schweigsamkeit, die drei Schluck Kaffee, ihr sich vor dem seinen davonschleichende Blick, wenn er erklärte: »Heute Frühdienst, muss los«, oder »Bin erst am Nachmittag dran, werde noch schlafen!«, ihr erleichtertes Abwinken: »Ich kann ja anderswo frühstücken«, vielleicht ein Kuss an der Tür wie der, den sie der Anästhesistin gegeben hatte, derart *nebenbei*, dass sich die Berührung durch ihren Mund an seiner Wange zwar nicht verfestigte, aber auch nicht – was leichter zu ertragen gewesen wäre – gänzlich verflüchtigte, sondern immer noch stark genug war, um die Haut zu reizen. Man nannte solche Küsse freundschaftlich, aber sie waren bestenfalls höflich. Stimmt schon: Sie hat mehr zu verlieren als ich. Oder einfacher gesagt: Sie hat überhaupt etwas zu verlieren und ich nichts, na, das hat der Trattner jedenfalls besser hingekriegt, dem ist sein Betthupferl endlich wichtiger als die ärgerlichen Seitenblicke.

Judit hatte sich unter seine Achsel geschummelt, und hier war er nun, bemitleidet von der Frau, die in ihm einen zerrupften Leiharbeiter sah, der ihre kranken Mitbürger umherschleppte. Er roch an ihrem Hinterkopf, während sie im U-Bahn-Lift standen, noch waren Reste des Krankenhauses spürbar zwischen ihnen, aber sie verschwanden bereits, ihr Haar klebte an ihrem Nacken, die Haut war eingecremt. Wir werden andere Menschen, wenn wir die Klinik verlassen. Er fühlte sich in ihrer Umarmung wie blockiert. Hier im Lift war es ohnehin zu voll, und es würde in der U-Bahn nicht weniger eng sein, wo sie an ihn gelehnt vorschlagen würde, er könne, falls er wolle, zu *ihr* mitkommen, nur um dann gleich ein hastiges »Zu dir ist es allerdings näher« hinterherzuschicken, also jenen Satz, der verheimlichen sollte, dass sie sich zwar seit Monaten in immer kürzeren Abständen in sein Leben drängte, dabei aber ihres vor ihm verdeckt hielt.

Asja war nach der Verabschiedung von Judit sitzen geblieben. Sie bestellte noch ein Glas Wein – Wasser schmeckte
ihr einfach nicht – und wartete darauf, dass endlich die
süße Trägheit eintrat, das Nachlassen der Muskelspan-
nung. Der überwiegende Teil ihres Bewusstseins ließ sich
mit Alkohol aber nicht betäuben, sodass weiterhin viel zu
deutlich umrissene, klar fassbare Gedanken in ihr domi-
nierten:

Ich kann mich doch nicht ignorieren lassen, ich bin die
Leiterin dreier internationaler Forschungsteams. Die Intubation der Steindl wäre bestenfalls eine Fußnote, mehr
nicht, in unserer letzten Studie zur Patientensicherheit in
der Anästhesie, ja, bestenfalls eine Fußnote, oder vielleicht
ein kurzer Absatz, wenn man das Alter bedenkt, beim ak-
tuellen Sonderforschungsfokus auf Frauen über siebzig,
trotzdem, das wären nur ein paar Anmerkungen, in denen
nichts von der Wucht der Realität aufbewahrt bliebe. Ich
könnte am Beispiel der Steindl einmal mehr nur beweisen:
Intensivmedizin geht nur mit viel Druck, und dieser Druck
setzt sich fest, frisst sich durch uns hindurch. Eben noch
kämpft die Patientin um jeden Atemzug, schon steckst du
ihr den Schlauch in den Hals, mag sie auch dagegen pressen, darauf beißen, so viel sie will, es hilft nichts. Schön ist
das nicht, hat ja niemand behauptet, wir sind nicht zärtlich, nicht sanft, wie denn auch, es fehlt in der Anästhesie
an Genie. Drei Großstudien und kein einziges neues Ergebnis, dafür ständige Bestätigung der alten. Man stellt trotzdem immer größere Anforderungen an sich selbst, will
optimieren, perfektionieren, man liest sich ein, testet aus,
wendet an, neue Spatel, andere Mittel, höhere Dosis, man
recherchiert, bildet sich fort und vergleicht, weniger Be-

einflussung von Atmung und Kreislauf, seltenere Reizung der Schleimhaut, man hofft und man prüft, rascheres An- oder Abfluten, geringere Toxizität. Aber es bleibt, was es ist: eine gewaltige Anstrengung. Es war auch diesmal wieder alles zu hektisch, die Dosierung verpatzt, die Steindl schwer zu beherrschen, um sich schlagend, mit jeder Verrenkung mehr Schmerz und Gestöhne. Natürlich ist sie sofort eingeschlafen, die Erregungszustände wurden sofort neutralisiert, Venenerweiterung, Muskelrelaxation, so weit, so berechenbar. Trotzdem, das Aufbäumen, das Niederdrücken, das Einführen, mein völlig durchgeschwitztes Gewand, ich kann mich selber kaum riechen nach so was, und wenn jetzt bloß wenigstens Ruhe wäre, aber du musst bei den Alten die Nebenwirkungen bedenken, und das Ende der Narkose wird auch kein schönes Erwachen, Delirium oder Aggression, Würgereiz, vielleicht Erbrechen und Aspiration. Ich sollte morgen die Sedierung mit Dormicum erweitern, und vielleicht noch das Propofol und das Remifentanil besser anpassen. Diese ständigen Provokationen! Die Forschung kennt bislang keine zur Verfügung stehenden Mittel, die sämtlichen Anforderungen genügen würden, nur in Kombination wirken sie synergistisch: Neuroleptika als Antwort auf Angst, Analgetika als Antwort auf Schmerz, Adrenalin als Antwort auf Schock. Ich rufe gleich die Pflege an, sie sollen es jetzt gleich nachjustieren, vor allem über Nacht. Mal schauen, was die Herzchirurgie meldet, falls sie überhaupt etwas meldet, das kann dauern, jetzt, wo klar ist, dass es ein Ethikkonsil geben wird. Wenn sie operieren wollen, viel Glück. Sollte es trotz hohem Risiko gelingen und sollte auch die postoperative Phase gutgehen, bleibt die Frage – wofür? Damit die Patientin in einem halben Jahr wieder kollabiert?

So darfst du nicht denken. Nicht schön, nichts an alledem ist schön, alles ist Druck und Enttäuschung. Die

Prognose jedenfalls ist schlecht, und das gehört so gesagt. Ich schäme mich nicht dafür, statistisch zu denken, nein, ich schäme mich keineswegs dafür, in ständiger Erwartungslosigkeit zu leben, das bringt die medizinische Wissenschaft mit sich. Na, wenn ich meine Forschung an der hauseigenen Abteilung ansiedeln könnte, wenn sie mich endlich eine Schmerzambulanz einrichten lassen würden, wenn wir das perfekte Mittel kreieren könnten, die ideale Kombination in einem einzigen Medikament, und wenn wir damit die Nebenwirkungen ausschalten könnten, vor allem die bei der kontinuierlichen Sedierung von Beatmungspflichtigen, ja, das wäre was, die größte pharmakotherapeutische Herausforderung angehen, keine Angstzustände, keine Exzitationssymptome beim Übergang zur Spontanatmung, beim Erwachen aus der Dunkelheit der Narkose –! Mir sind die Einwände bekannt. Es geht nicht. Das System lässt sich nicht ausschalten ohne Neben- und Wechselwirkungen, schon klar, unsere Manipulation ist zwar enorm, sie ist total und unmittelbar, und dennoch kann sie das Körpereigene, sie kann das, was im eigentlichen Sinne Leben heißt – Reaktionen auf Stoffe – nicht ausschalten. Plötzlich fehlt die Sauerstoffsättigung, und wir wissen nicht, wieso – wie bei der Steindl. Das ist eben der *Rand*, über den wir nicht hinauskommen: der Rand und dahinter der kalte Abgrund, etwas, das außerhalb liegt, für uns unberechenbar, ganz und gar unerreichbar. Nichts mehr vom Menschen Gemachtes, und darum nicht von ihm reparierbar. Nimm dieses Wissen endlich an. Wonach du suchst, existiert nicht, und die Sturheit, mit der du dieses entscheidende Wissen verweigerst, ist Irrsinn.

Asja telefonierte mit der Pflege ihrer Abteilung und bestellte danach eine Flasche zum Mitnehmen.

Der Tag acht

Pat. heute etwas schlapper, gibt leichtes Spannungsgefühl in den Beinen an, minimale Knöchelödeme, Start mit Lasix oral. Morgen Labor.

    Trattner, T.

Vor dem Spiegel

Jovo fand sich vor seinem Waschbecken wieder, ein Glas Wasser und ein Paracetamol in der Hand. Gewicht auf Gewicht hatten sich die Körper, die er umhergetragen hatte, auf seinen gelegt, nicht nur heute, sondern über Jahre hinweg, ein abendliches Dröhnen verursachend, als wären ihm die Abläufe in die Glieder eingeprägt worden. Das täglich neu eingeübte Ankommen in der Freizeit sollte eigentlich nicht so schwer sein. Dieser Moment vor dem Spiegel, mit dem Glas in der Hand, das war *er*, und dieser Moment war ein Jetzt mit ihr, dem immer häufiger werdenden Besuch, mit dem er noch kein ernstes Wort gesprochen hatte. Judit bestand nicht darauf, er ebenso wenig. Wenn sie redeten, dann nur über Banalitäten, aber selbst das befreite ihn, und es schien auch sie zu befreien. Wir wollen Nähe, bleiben dabei auf der Hut. Das Paracetamol würde erst in einer halben Stunde wirken. Ein inneres Dröhnen gegen den Schmerz, mit dem Tausende Handgriffe, Transportwege, Lohnverhandlungen in einem einzigen Menschen zusammenfanden. Sein Bad erschien Jovo absonderlich, paranoid, wie eines jener Verliese in Amsterdam, in die man in vergangenen Jahrhunderten Arbeitsfaule sperrte, um dann das Wasser einlaufen zu lassen, dessen Ansteigen innerhalb weniger Stunden zum Ertrinken der Gefangenen geführt hätte – wenn nicht die Gefangenen zu arbeiten begonnen hätten, um mittels eines Apparats das Wasser rasch und stetig abzupumpen. Von einer Fixanstellung brauchst du nicht zu träumen, glaub nicht, wir hätten keinen Nachschub. Du siehst das Wasser, es staut sich, es verstopft den Abfluss, du lässt es weiter ins Becken einlaufen, schaust zu, wie es über den weißen Rand des Beckens steigt und hinab auf deine Socken läuft. Das Spiegelglas läuft an, wird blind und silbern, endlich silbern –

Abendlicher Anruf

Judit rief ihm aus dem Schlafzimmer etwas zu, er verstand es nicht, plötzlich stand sie mit seinem Telefon neben ihm, auf dessen Display hellblau das Zeichen für einen eingehenden Internet-Anruf leuchtete.

»Es ruft dich jemand an. Um *die* Uhrzeit?

Jovo schüttelte sich, »Sie kann nicht einschlafen, wenn ich mich nicht melde«, nahm den Anruf entgegen, wartete, bis die Verbindung stabil aufgebaut war. Judit blieb neben ihm stehen und lauschte der scheppernden Stimme, als sei es das Selbstverständlichste auf der Welt, obwohl sie doch kein Wort vom Gespräch in seiner Sprache verstehen konnte.

»Wie geht es euch?«

»Gut, gut. Hast du zu Abend gegessen? Wann kommst du uns besuchen?«

»Bald. Passt Ada auf euch auf? Hat sie euch zu essen gebracht?«

»Sie war da. Kommt jeden Tag. Bis du wieder mal kommst. Wann ist das?«

»Habt ihr das Geld bekommen?«

»Ich weiß nicht, Adri kümmert sich um so etwas. Ich merke mir keine Zahlen, das weißt du.«

»Bist du gesund?«

»Das letzte Mal gesund war ich vor zehn Jahren.«

»Und *tata*?«

»Der war noch nie gesund, das weißt du. Wann kommst du?«

»Bald.«

»Arbeitest du gut? Aca grüßt dich, sein Sohn hat fertig studiert und sucht jetzt einen Job.«

»Das erzählst du mir jedes Mal, *mama*.«

»Er findet keinen.«

»Ich weiß.«

»Und wenn du was für ihn hast, solltest du dich melden. Soll ich ihnen was ausrichten?«

»Sag *tata*, er soll die Medikamente nehmen. Und bitte versuch zu schlafen, *mama*.«

»Die zwei Töchter vom Janković gehen nach Deutschland, sie finden nichts hier.«

»Ich muss jetzt auch ins Bett.«

»Wir vermissen dich.«

»Und ich euch.«

»Ich soll also nichts ausrichten?«

In der Stille, die folgte, sah er Judit an und musste an ihren Ausfall denken, wie sie am Gang gestanden und gebrüllt hatte – »Die Steindl muss sofort auf die Intensiv!« – Judit, die ihn anstarrte, um Hilfe bettelnd in der Sache, wütend wegen einer alten Frau, die sie im Grunde nicht betraf. Er hatte nach ihr gegriffen, um sie abzulenken; und jetzt tat er instinktiv das Gleiche, um sie von unnötigen Kommentaren zu seiner Mutter abzuhalten, dachte dabei an ihre Adern, die während ihres Schreiens hervorgequollen waren, so stark hatte sie sich angestrengt, immer noch lauter zu werden. Wenn sie bloß nichts über meine Eltern sagt, wenn sie bloß nicht Aufmerksamkeit heuchelt. Der Gedanke an diese Gespräche, ihre Anteilnahme, die vielleicht ehrliche, aber abstrakte Sorge um ihn und die Seinen machten ihn nervös. Mutter und Vater, von denen ihn Hunderte Kilometer trennten, das war das eine. Judit, das war etwas anderes. Diese Dinge berührten sich nicht. Sie, Judit, war jetzt außerdem wieder derart überraschend fröhlich, ganz anders als bei der Arbeit. Ein paar gemeinsame Schritte, eher Stolpern übereinander, die Ausgelassenheit trotz ihrer offen-

sichtlichen Erschöpfung war erstaunlich, sie strahlte reine
Freude aus, die auch ihm plötzlich Freude machte, oder
eigentlich griffen in ihm da lauter kleine und große Freu-
den in- und übereinander, während das Kopfweh langsam
zu vergehen schien und er zunehmend ahnte, dass nicht
vor diesen Freudegefühlen, sondern *dahinter* etwas lag, das
ihm den Atem raubte. Fast war er jetzt in diesem angeneh-
men Taumel angekommen, fast schon darin aufgegangen,
aber schon erinnerte er sich an alles Unerträgliche, schon
wurde der alte Zweifel laut, schon war da seine Frustration,
sein Zorn über die Situation, in der er sich befand, über
die Widersprüche, die er in sich trug, die er aufbewahrte
als Letztes und die ihn weitertrieben. Er beobachtete sich
selbst beim Küssen der geschlossenen Augen eines Menschen, der, wenn er ehrlich blieb, nur eine Provokation
war. Dir wird wieder übel. Dein Magen dreht sich, wie deine
Augen sich drehen, überdrehen, du siehst nichts, du hörst
nur noch das Röcheln, als ob du dich übergeben müsstest,
aber es kommt nichts raus. Du bist derart gewöhnlich in
deiner Hilflosigkeit, du wärst gerne anderswo und kannst
nicht aufhören hier zu sein, kannst nicht aufhören, diese
Frau zu dir kommen zu lassen, die zwar ein Versprechen
ist, aber eines, das sich dir gegenüber verbrecherisch an-
fühlt. Warum kommt sie überhaupt? Und warum kann ich
nicht ehrlich mit ihr sein? In dieser Klinik ist ohnehin niemand ehrlich. Judit öffnete ihre Augen, als er aufseufzte.
Ihre Hände klebten an ihm, wie ihre Haare immer noch an
ihrem Nacken klebten. Ihre Augen saßen einige Sekunden
lang in seinen fest, dann schlossen sie sich erneut. Man
pumpt das Wasser ab, um nicht zu ertrinken, man akzep-
tiert, dass es immer jemanden gibt, der weiterhin Wasser
in das Verlies eindringen lässt.

Mit der plötzlich wieder einsetzenden Übelkeit war
auch das Kopfweh wiedergekehrt, allerdings ein anderes

als zuvor, eines, das tiefer bohrte. Er merkte außerdem jetzt erst, wie durstig er war. Wahrscheinlich würde er wieder die ganze Nacht von Wasser träumen, und ja, zugegeben, er nahm Judit ganz persönlich übel, wie übel ihm war.

Mehr klösterliche Ruhe im Krankenhaus, nicht dieses Tohuwabohu, rein und raus, hätten wir auf Tonja und auf Jovo gehört, wäre die Steindl längst zu Hause –

Ein richtiges Gespräch darüber, was sie bedrückte, konnte Judit mit kaum jemandem führen, nicht einmal hier und jetzt mit Jovo, vielleicht mit Asja, aber nur in Andeutungen, auf jeden Fall nicht mit Kommerasch, und schon gar nicht mit Tom. Alle hätten sie sofort unterbrochen, sie verächtlich gemacht, einen entmutigenden Fall aus der Praxis zitiert. Judit träumte von einem Krankenhaus, mit dem sie verwachsen sein könnte, anders gesagt: sie träumte von alldem, was *ihr* Krankenhaus zu wünschen übrig ließ. Darum verstand sie nicht, weshalb Tom sie dabei boykottierte und weshalb sein Boykott obendrein von diesem Schoßhund-Enthusiasmus begleitet war. Er schien nicht sehen zu wollen, wie demütigend man sie behandelte. Nicht nur die Interne, nicht nur die Anästhesie, überhaupt sämtliche Abteilungen, das war ja nicht wirklich zu trennen; ganz nach dem Motto: Erkältet sich einer von uns, hustet am Ende die ganze Klinik. Dabei war Tom es als erster Oberarzt der Internen gewesen, der vor Jahren die Idee mit der integrativen Schmerzambulanz umzusetzen versucht hatte. Der sich für sie, Judit, persönlich eingesetzt und sie praktisch eigenhändig geholt hatte, um mit ihr etwas aufzubauen.

Ich weiß, was ich dir verdanke!

Warum musst dann gerade du so gleichgültig all dem Irrsinn gegenüber sein?

Während sie neben Jovo einzuschlafen versuchte, wurde ihr immer mehr bewusst, dass sie eine falsche Anpassungsfähigkeit entwickelt hatte, sich den vollendeten Tatsachen gegenüber nie zur Wehr zu setzen gewusst hatte, weil sie eben keine Ahnung gehabt hatte, wie dagegen vorgehen. Aber Tom? Er musste doch gewusst haben, was zu tun wäre. Warum hatte er nichts gesagt? Oder Asja? Oder Tonja?

Schon ging es wieder los, die kreisenden Gedanken kehrten zurück, wie so oft vor dem Einschlafen, beim Aufwachen, oder in der Nacht: Es ist kaum zu ertragen, du kannst nicht einmal neben Jovo liegen, ohne an die Kollegen und Kolleginnen zu denken, und an die Steindl, ja, du kannst im Grunde ohnehin an nichts denken, egal ob neben Jovo liegend oder allein, an nichts außer an die Klinik und die Menschen in ihr. Denn nur die Tatsache, dass du über all das noch nachdenkst und nicht schon alles Denken in dir selbst vernichtet hast, gibt dir das Gefühl, etwas freier atmen zu können als die anderen.

Der Tag vierzehn

Deutliche Unterschenkelödeme. Gewichtszunahme von 7 kg seit Aufnahme, Oligurie, deutlicher Anstieg der Nierenfunktionsparameter – medikamenteninduziert (Diclofenac?) DD kardiorenal (Systolikum). CRP und Leukos normal. Sauerstoffsättigung 85 % in Ruhe bei Raumluft, auskultatorisch leise Rasselgeräusche basal, bedside-sonografisch keine Hydronephrose, Pleuraergüsse rechts mehr als links, nicht punktionswürdig → O_2-Gabe 2 l/O_2/min über Nasenbrille; Diclofenac absetzen, Lungenröntgen veranlasst, Lasix iv., art. BGA mit 2 l/O_2/min angeordnet, Start mit Bilanzblatt, Echo ausgeschrieben. Beginnende Thrombophlebitis rechter Unterarm, Venflon ex.

Kasparek, J.

»Was bin ich eigentlich für dich?«

Tom legte das *Doktorige* in dem Moment ab, als Cveto sein Hemd auszog. Er war dermaßen erschöpft, dass er in den großen, breiten Mann an seiner Seite hineinkriechen, ihn sich als Schutzmantel umlegen wollte. Er redete nur noch halblaut, gab zerflüsterte Laute von sich, und diese fast unhörbaren Laute stießen auf ein gegrunztes »Was meinst du?«

Die Rauheit der Antwort tat gut, darin war so gar nichts Halblautes oder Zurückgenommenes, nur Wucht. Überhaupt war es das Lautstarke, das Standhafte an Cveto, das ihn jedes Mal überrollte. Egal was von diesem Gegenüber kam, es war gut, und die Vorfreude auf ihn ohnehin ein Gefühl, das er schon fast vergessen hatte. Vielleicht sogar mehr als nur Vorfreude: Erwartung.

»Na, was fühlst du für mich?«

»Keine Ahnung.«

»Cveto, stell dich nicht so an, essen, atmen, schlafen, wir haben schon alles gemeinsam gemacht. Da muss man doch wissen, was man fühlt?«

Tom klammerte sich an den breiten Körper neben ihm, erkletterte ihn, rollte an ihm herab, fuhr über seine fleckige Haut am Bauch, aber der Mann tat wieder mal so, als bekäme er es gar nicht mit, wie eine Kuh die Fliege kaum mitbekommt und sie nur aus Reflex mit dem Schwanz vom Fell wischt. Ich kann nach dir greifen, wie viel ich will, du bleibst, was du bist, kraftvoll, nicht fett, sondern weit. Mit so einem will ich sein, am liebsten in seiner feuchten Achselhöhle leben, mit den ebenso feuchten Härchen.

»Du musst doch etwas fühlen?«

Was für ein Schnaufen, der ganze Körper bebt, wenn er jault und raunzt.

»Tommyboy, über so etwas nachzudenken geht für mich nicht, du weißt doch, wie es bei mir ist: kein Geld, keine Ausbildung, kann jederzeit versetzt werden; ist doch keine Perspektive.«

»Ich weiß, aber denk wenigstens mal über uns nach.«

»Nein, nein. Ich bin hoffentlich bald weg.«

»Wieso?«

»Weil es immer so war bei mir.«

Cveto richtete sich auf, weswegen Tom an seinem Oberkörper herabrutschte und zusammengerollt neben ihm liegen blieb. Nun ging es los: Schon als Zivildiener sei er für die Klinik Krankenwagen gefahren, dann seien die Krankenwagen abgeschafft und eine Servicegesellschaft eingeführt worden, die ihm einen Festvertrag gab, dann habe man die Servicegesellschaft an eine Tochterfirma verkauft, um von ihr billiger Wagen und Personal und andere Dienstleistungen anmieten zu können, dann sei er an ein anderes Haus im Verbund versetzt worden, wo er Patientenakten im Haus herumschieben musste, dann sei er an dieses Haus gekommen zwecks Bettentransport, weil doch immer wer fehlte bei den Schiebern.

»Und stell dir vor, sitze ich gestern im Nebenzimmer des Büros vom Primar mit seiner Lackelfrisur, und während ich meine Unterschrift auf den neuen Einteilungsplan setze, höre ich ihn, wie er meint: Wir brauchen interne Krankenwagentransporte, das externe Anmieten wird langsam zu teuer.«

»Ich kenne solche Geschichten.«

»Dieser Pfuscher, jemand müsste ihm einmal das Büro richtig vollscheißen.«

»Aber was ist mit mir?«

»Ich halte es nicht mehr länger aus hier bei euch.«

Tom begann einen weiteren Erkletterungsversuch, zog sich über den Rücken hoch, mit einem Arm den Bauch, mit dem anderen die Schultern erfassend, schob den Kopf in den feisten Nacken vor ihm, aber Cveto grunzte weiterhin sinnierend in sich hinein: »Besser ich geh, bevor alles zusammenbricht«, woraufhin Tom ihn ins Ohr biss: »Jetzt sagst du das?«

»Was meinst du?«

Cvetos Kichergesicht, seine breiten Schmunzelwangen, dazwischen die ebenso breite Nase.

»Au!«

»Wo ich dich schon gern hab?«

Endlich erbarmte sich der Berg seines Kletterers:

»Na, komm her, du!«

Der Kaffee schmeckte nach Erdnüssen und Honig. Alles, womit Jovo sich umgab, war bewusst ausgewählt, selbst die billigen Dinge, mit denen er die ebenso billige Wohnung dekoriert hatte. Wie sollte man sich ihm da nicht zugeneigt fühlen? Das Abgewetzte der Möbel und die mürbe, alte Wandfarbe änderten nichts daran, dass dies ein Ort war, der ihr guttat, schon weil hier weniger Platz war, um sich selbst zu verlieren. Wenn er nur nicht so jung wäre, und schon so wütend. Aus dieser Wut ließe sich vielleicht etwas machen, fürs Haus, ich müsste ihn nur endlich fragen, na, und ob –

Wie jedes Mal, wenn sie in seiner Küche saß, hatte sie den gleichen Gedanken, es war ihr nur bislang nicht gelungen, ihn auszusprechen. Sie wusste nicht, wie sie vorgehen sollte, persönlich oder lieber distanziert. Was machte mehr Sinn, was wäre zielgerichteter? Ja, die Lust, ihn zu fragen, wurde groß und größer, aber sie wusste zugleich, dass sie ihr wahrscheinlich sofort vergehen würde, sobald die Frage ausgesprochen wäre, und nein, jetzt hatte sie es sich schon wieder anders überlegt, sie wollte nicht darauf zu sprechen kommen, nicht nach dem Vorfall gestern. Stattdessen trank sie in einem Zug aus, schob dann »Zeitdruck« vor und erhob sich. »Ich muss los.«

Er sah nicht einmal auf.

»Jovo?«

Nun war es Trotz, der sie antrieb. »Jovo, hör mal?«

Er hob den Kopf, verwirrt, dass sie noch etwas von ihm wollte, der längst in den Zeitungsmeldungen versunken war, nachdem er ihr das Frühstück hingestellt hatte. Sie wusste, dass das ihre Schuld war, sie hatte ihm jedes frühmorgendliche Gespräch abgewöhnt, aus Genervtheit über

das Geplätscher der zivilisierten Rituale: »Gut geschlafen?«, »Kaffee?«, »Tee?«, und der leisen darauffolgenden
Kommentierungen. Dieser angespannten Höflichkeit entzogen sie sich normalerweise durch einträchtiges Schweigen, oder durch ihren frühzeitigen Aufbruch.

Heute lagen die Dinge allerdings anders. Da war die Erinnerung an seine Hand am Vortag, als sie am Gang, ganz
außer sich, zu schreien begonnen hatte, und als er ihr seine
Hand, nach der sie gegriffen hatte, nicht entzogen hatte.

Als sie jetzt seinen Blick suchte, drückte der nur Irritation aus: »Was denn, Judit, ist alles in Ordnung?«, und
die spürbare Sorge entzündete immer größere Lust in ihr,
nachzuhaken.

»Komm her«, sagte sie und setzte sich hin.

Er ließ die Zeitung los.

»Setz dich näher zu mir.« –

»Rutsch her, noch näher.«

»Was ist?«

»Sag du's mir.«

Sie griff nach seinen Fingern, mit denen er auf dem
Tisch zu trommeln begonnen hatte, und hielt sie fest: »Ich
wollte fragen«, sie ließ seine Finger los und setzte neu an:
»Ich finde, wir sollten uns endlich organisieren.«

Er stand auf, machte ein paar Schritte, fast torkelte er,
und sie setzte neu an: »So geht es doch nicht weiter.«

Er schaute zu Boden.

»Machst du dir keine Sorgen?« –

»Überhaupt nicht?«

Sein Schnauben war nicht verächtlich, aber nah dran:
»Es ist anders für euch als für uns.«

»Aber wenn es so weiter geht, bedeutet es das Aus für
uns alle.«

Er schüttelte den Kopf. »Uns zieht man einfach anders-
wohin ab, ist ja doch überall das Gleiche.«

Begeisterung war das nicht.

Sie bereute, ihn gefragt zu haben.

»Jovo, wir haben ein Papier vorbereitet. Du musst nicht jetzt entscheiden, sag mir später, was du davon hältst, du hast heute Nachmittagsdienst?«

»In Ordnung.«

Sie sah das Mitleid in seinen Augen, und es rührte sie. Man konnte nicht Bescheid wissen über ihn, er ließ nichts durch. Natürlich war er einer von jenen, die Liebe auch in Lohnkategorien zu vermessen gelernt hatten – er konnte kaum anders. Aber es blieb nicht einfach dabei. Schon, er war misstrauisch, das war nicht zu übersehen, und sie spürte dieses Misstrauen bei jedem Treffen stärker, wohl weil er immer weniger versuchte, es vor ihr zu verheimlichen. Weniger Erfahrung, schlechtere Stellung, das machte ihm sicher zu schaffen, schreckte ihn ab. Aber da war etwas anderes, ein offen gebliebener Rest, der nichts mit dem sichtbar Ungleichen zwischen ihnen zu tun hatte, sondern sich auf jener – zugegeben messerschneidendünnen – Ebene vollzog, die *nur sie beide* betraf. Eine so schmale und immer weiter durch die Klinikumgebung geschmälerte, aber nichtsdestotrotz vorhandene Ebene, die sie als zwei Menschen mit Haut und Knochen verband und auf der alles andere ausgeklammert blieb. Ja, da waren feine Spuren seiner Sorge, nicht nur um sie, was sie immer wieder überraschte, sondern um alles, was ihn umgab. Wieder erinnerte sie den Tabubruch, seine Hand, die er ihr überlassen hatte, vor aller Augen, während man rundherum brüllte und keifte. So ist er – greift jemand nach seiner Hand, entzieht er sie nicht. Sie hatte viele solcher wohl kaum bewussten Handlungen an ihm beobachtet. Vor allem bei den Kranken griff er zu, hielt fest, stützte und trug, schüttelte ausgiebig Hände und streichelte Schultern. Sogar Tonja, die das für gewöhnlich kaum zuließ, hatte er manchmal wie eine Mutter umklammert gehalten. Oder früher auch Tom, wenn der – selten genug! – körperlich ausfiel und schwankte. Jovo fürchtete sich nicht vor Berührung, nicht vor Nähe, er fürchtete sich nicht vor den Menschen, nicht vor Aktion und vor Arbeit. Die Frage blieb trotzdem: Konnte man ihn tiefer einweihen, mit ihm rechnen, würde er mittun? Er hatte ihr einige Male von seinen eigenen Plänen, den Wünschen erzählt, nicht viel, nur in Andeutungen, trotzdem genug, um zu wissen, dass er die wichtigen Fragen, die die Klinik für sie alle aufwarf, verstand und ernst nahm. Aber konnte sie ihm vertrauen, kannte sie ihn gut? War er zu beschäftigt, um sich auf die Sache einzulassen, und warum verweigerte er so etwas Kleines wie eine Unterschrift?

»Du wirst dich verspäten«, meinte Jovo.

Eine Frage, keine Feststellung.

Drang zur Forschung

Die Morgensonne verstärkte das Kopfweh. Es lagen Brösel herum vom Salzgebäck, das sie sich am Vorabend zum Wein gegönnt hatte, ein letztes Glas am Küchentisch, zu Hause trinkt es sich nun mal am besten. Diese Brösel als Zeichen, dass am Vorabend jemand an diesem Tisch etwas geknabbert hatte, berührten Asja in dem Augenblick so sehr, dass sie sie nicht wegwischte, sondern einzeln nach ihnen griff und in der Handfläche sammelte. Winzige Spuren, die sie an ihren Sohn erinnerten, dieses verletzliche Produkt ihres halbgaren Hungers nach Nähe, ein Sohn, der zwanzig Jahre lang alltäglich wiedergekommen war und dessen Schmutzspuren sie regelmäßig mit Besen, Wischmopp und Euphorie beseitigt hatte. Asja, Asja, du hast Angst, alleine zu sein, jetzt, wo der Sohn auszieht, den du nicht überredet hast, während seines Studiums bei dir wohnen zu bleiben. Streit auf Streit, trotzdem wolltest du nicht, dass er geht, hast ihn aber nicht aufgehalten. Wer muss hier erwachsen werden?

Judit hat recht.

Du bist hoffnungslos, lebst von der Beobachtung, nicht vom Erleben, und hast du etwas zu Ende beobachtet, betrachtest du es als erledigt. Selbst den Sohn? Den du mit einer großen Desinfektionsaktion verabschiedest hast, als wäre er ein beliebiger Patient, der sein Bett nach erfolgreicher Therapie endlich verlässt. Wer kennt das nicht, die Erleichterung über die sich selbst gegebene Erlaubnis zu unvollständigem Empfinden. Als ob du es nicht besser wüsstest. Du täuschst nur vor. Du empfindest sehr wohl. Du empfindest sogar intensiv. Du liebst die, die es brauchen, und zwar exzessiv. Sie merken es nur nicht. Du liebst die Patienten und Patientinnen, und zwar nicht nur in ihrer Abstraktheit als von dir angenommene Lebensaufgabe, nein, jeden und jede im Einzelnen. Du bist heute aufgewacht mit einem einzigen Gedanken im Kopf: Barbara Steindl, Propofol noch mal anpassen! Sie merken es nicht, aber das spielt keine Rolle, dein Lieben liegt ohnehin nicht in Worten, es liegt im Handeln, im Wissensdurst, in der ständig wieder aufgenommenen Forschung, im Zittern in den Muskeln, wenn eine Studie abgeschlossen ist. Du untersuchst die Kranken, weil ihnen dein Herz gehört, und mehr als einem anderen Menschen hast du ihnen und ihrer Gesundung dein ganzes Ich hingegeben, du schützt und isolierst sie vom Schmerz. Soll das etwa nichts zählen? Und war dein zweiter Gedanke, nämlich der an Judit, nicht ebenso nur einer aus Liebe?

Nein, es zählt nicht.

Mit einem unbestimmten Sehnsuchtsgefühl warf sie die Brösel in den Müll.

Es ist auch nicht so schlimm, dass nicht zählt, was ich empfinde, die Zahlen aber – die sollten zählen. Ihnen sollte man glauben, ihnen müsste man Rechnung tragen. Dafür bin ich doch hier, oder nicht? Habt ihr mich nicht geholt gerade wegen der Analysen?

Man hatte ihr einen leeren Traum verkauft, als man sie dazu bewegt hatte, die Leitung der Intensiv zu übernehmen: »Wir sind ein Forschungsklinikverbund«, »Wir finanzieren Ihre Studien«, »Denken Sie an alles, was Sie bei uns machen können.« Wie herrlich sich alles angefühlt hatte zunächst. Aber heute? Sie war nicht blind, auch sie erkannte die Zeichen der Resignation, die langsame Ausräumung der Hoffnungen, sie wusste zu gut, dass man nichts von dem zur Kenntnis nahm, was sie als Forschungsergebnisse präsentierte, dass sie an ihrer Klinik nicht wahrgenommen wurde, dass sie nichts ändern und nichts weitergeben konnte.

Die Frage blieb dennoch: Sollte sie deswegen Judit ernster nehmen?

Tom schüttelte den Kopf über sie.

Die ganze Klinik schüttelte den Kopf über sie.

Es war absurd.

Die Schmerzambulanz würde sich mit solchen Aktionen nicht erzwingen lassen. Es schadete der Sache wahrscheinlich sogar, überhaupt schadete Judit allen damit, nicht nur der Anästhesie, auch der Intensiv und der Internen, die würde keineswegs wachsen, wenn das Management den Eindruck bekam, jede altersschwache Patientin sei der leitenden Ärztin eine Privatrevolution wert.

Ja, absurd!

Asja kramte in der Schublade nach den Zigaretten und der Einladung der Schweizer medizinischen Hochschule, die ihr die Stelle an der Klinischen Abteilung für Anästhesie und Intensivmedizin angeboten hatte, nicht nur einmal, sondern bereits zum dritten Mal. »Kommen Sie uns besuchen, bevor Sie eine Entscheidung fällen!«, »Das Angebot bleibt aufrecht, bis zum –!«, »Wir freuen uns auf Sie!«

Als sie die Blätter in der einen Hand und die Zigaretten in der anderen hielt, merkte sie, wie stark sie die Papiere störten, sie hatte Lust, sie zu zerfetzen oder zu zerknüllen. Schon der Adresskopf regte sie auf, Weiß auf Rot, ödes Zitieren der Farben der Landesflagge, daneben Rot auf Weiß ein tristes Kreuzimitat als Logo und darunter dann der Brief voller Floskeln und falschem Enthusiasmus. Haargenau dieselben Worte hatte ihr eigener Klinikverbund gewählt, als er sie ans Haus zu binden versucht hatte, und haargenau diese Worte hatten damals bei ihr das größte Glück ausgelöst.

Sie legte die Zigaretten zurück in die Schublade, den Einladungsbrief warf sie in den Papierkorb.

Noch nicht.

Noch kann ich nicht aufgeben.

Ich bin keine Ratte.

II. KONSIL

Die Nacht nahm Farbe und Klang an. Durchs offene Fenster drangen Kühle, Lärm und ein dunkles Blau, das zu waberndem Rot wurde, wenn sie die Augen zusammenpresste. Sobald ihre Lider wie bei einer Puppe wieder aufklappten, kam das Blau zurück, aus dem sich aufs Neue, von den halb herabgezogenen Jalousien abgegrenzt, der Fensterrahmen formte. Sie sah das Quadrat der Nachtfarben und die vom Straßenlaternenlicht an die Fassaden des gegenüberliegenden Gebäudes geworfenen schwarzblauen und violetten Flecken.

Judit konnte nicht einschlafen, tippte Nachrichten in ihr Telefon, hielt es sich liegend ans Ohr, ließ lange läuten und legte es, da niemand sich meldete, auf die Kommode neben dem Bett.

Ein Polizeiwagen fuhr mit aufheulenden Sirenen und Alarmlichtern vorbei, war aber schnell wieder verschwunden. Später hörte sie, wie der Motor eines Mopeds in der Nähe, vielleicht sogar in ihrer Straße, immer wieder, wie am Rennstart, im Leerlauf auf Anschlag gebracht wurde, dann abstarb, mehrmals hintereinander, wie zur Probe oder zur Provokation, bevor das Gefährt sich mit krachendem Geräusch endlich entfernte.

Sie legte sich den Arm über die Augen, um die Lider am erneuten Aufklappen zu hindern.

Erst nach einiger Zeit gab sie auf.

Im Aufstehen griff sie nach dem Wasserglas neben dem Telefon, mit wenigen Schritten war sie am Fenster und schob mit einer Hand umständlich die Jalousien hoch. Ihr Atem ging vor Müdigkeit so schnell, dass ihr das Trinken schwerfiel.

Als das Telefon summte, las sie die Nachricht und löschte sie, wählte ein weiteres Mal, zur Beruhigung tief ein- und ausatmend. In der Leitung knackte es.

»Ich kann nicht schlafen, du hattest recht«, sagte sie und legte auf.

Mit Vollgas fuhren ein paar Autos vorbei, bremsten etwas weiter, wahrscheinlich an der Kreuzung neben der Kirche, quietschend ab. Nachts fuhren sie wie die Verzweifelten, als wollten sie den Morgen hinauszuzögern. Recht sollte es ihr sein. Ihre Nervosität nahm jetzt, als sie den Lärm genauer wahrnahm, etwas ab. Sie war noch immer durstig, ging in die Küche, um sich frisches Wasser einzuschenken.

Endlich begann leise Freude in ihr zu wirken: Heute läuft alles an, bald wird deine Hartnäckigkeit belohnt, man wird reinen Tisch machen, schnell wird es gehen müssen, ihr habt nur ein paar Stunden, aber du bist gut vorbereitet. Das Papier übergibst du auch endlich, ein paar Unterschriften fehlen zwar, aber sonst – es wird! Armer Jovo, den habe ich da hineingezogen, nun steckt er mit drin. Es wird Zeit. Nichts ist geschehen, die furchtbare Stimmung und der Druck, die Proteste vergeblich, das schrittweise Sich-selbst-Verlorengehen des Hauses, unser auffälliges Stillhalten im letzten Jahr. Ja, gerade dieses Stillhalten, das ist die Ursache weiterer Fehler: Verhärtung, Verkrustung, Zorn. Eine große Enttäuschung. Und wieso?

Es fühlt sich an, als ob –

Sie wollte den Gedanken nicht zu Ende führen, schluckte eine Tablette, wählte daraufhin noch einmal dieselbe Nummer, und als diesmal rasch abgehoben wurde, sagte sie: »Brauchst nicht mehr zu kommen, es hat sich erledigt.«

In derselben Sekunde läutete es.

Judit trat ans Fenster, hielt das Telefon am Ohr: »Bist das du?«

Sie schloss die Tür wieder ab, nachdem sie Jovo hereingelassen hatte, meinte dann, er könne gleich wieder gehen, sie werde in einer halben Stunde schon einschlafen.

»Wie viele hast du genommen?«

Der Lichtkegel eines vorbeifahrenden Autos fiel durch die Balkontür auf ihn.

Die halbe Stunde, dachte sie, mit dieser halben Stunde hat er mich gerettet. Die hätte ich vielleicht nicht mehr ausgehalten, nicht mehr aushalten wollen. Wenn wir nur nicht zu optimistisch waren, wenn bloß die Arbeit, die wir reingesteckt haben, nicht gänzlich umsonst war. Wer weiß? Wurden wir längst isoliert und merken es nur nicht, weil die Informationen nicht durchsickern oder weil sie mich abschotten, mir nichts erzählen, weil alle Prognosen falsch sind, aussichtlos in unserer Lage, für unsere Klinik –

Sie hatte die Worte vor sich hingemurmelt, Jovo hörte eine Zeit lang zu, gab auf die eine oder andere Sache hin eine Antwort, sie lachte, er legte sich neben sie aufs Sofa.

»Normal, dass du so denkst«, sagte er, »völlig normal, so kurz vor dem Konsil.«

Dann murmelte er: »Es ist übrigens das erste Mal, dass du mich zu dir eingeladen hast.«

Der Tag fünfzehn

Im Thoraxröntgen progrediente Stauung, aktuell 4 l/ O_2/min über Nasenbrille, peripher ausgeprägte Ödeme und Anasarka. Weiterhin steigende Nierenwerte und nur 200 ml Harn trotz 120 mg Furosemid, keine Negativbilanz, Kalium hochnormal, milde Azidose, nach Rücksprache mit Nephrologie derzeit keine Dialyseindikation, Start mit Lasixperfusor und Verlegung auf Überwachungsstation bei akutem Nierenversagen (AKI Stadium III).

Kasparek, J.

Der Plastikvorhang

Zur Steindl müsste ich mal schauen, ich habe sie kein einziges Mal besucht, seit sie auf der Intensiv liegt. Und die erste Visite, ausgerechnet heute, startet in dem Zimmer, in dem sie vor dem Kollaps gelegen ist. Hart, richtig hart. Gerade die Steindl, die nicht einmal krank war, nicht im eigentlichen Sinn jedenfalls. Wie oft hat sie mich verwechselt? Eigentlich jedes Mal, wenn ich zu ihr gekommen bin, um die Wirkung der Schmerzmittel zu überprüfen. Sie hat nach meiner Hand gegriffen und dann, aufgehoben in einem wohligen Nebel der Medikation, leise gemurmelt: »Mein Schatz, bist das du, ein Glück, du bist hier, Gott sei Dank, wie gut, dass du gekommen bist.« Und ich bin neben ihr stehen geblieben, habe ihr die Hand keineswegs entzogen – warum auch? –, sondern gewartet und sie betrachtet: Flecken im Gesicht, dunkle Altersspuren, große Falten und daneben feine Fältchen, dünn und gegerbt wirkende Haut, krumme Nase, kalte Hand, am Ansatz graues Haar, sonst schwarz eingefärbt. Die Medikamente griffen, verbesserte Durchblutung, verbesserte Nahrungsversorgung, verbesserte Atmung, dazu die typische neue Langsamkeit in den Bewegungen, allesamt Vorboten der Zähigkeit, mit der das Hoffen auf Besserung von ihr angenommen wurde. Ja, die Steindl war gesund vor dem Kollaps. Soweit man das in ihrem Alter, mit ihrer Geschichte sagen konnte. Da war nur ein Problem. Ein Schmerz, der keine Verbindung mehr war zwischen Bewusstsein und Welt. Öffne deine Augen. Doch, der Schmerz: Er ist zumeist das Erste und geht aller Analyse voran, darum verkennen wir ihn gern als Krankheit.

Nun lag schon seit drei Tagen jemand Neues in dem Bett, eine Lehrerin, apathisch, den Kopf nicht vom verhängten

Fenster wegdrehend, obwohl es dort kaum etwas zu sehen gab außer dem Grün des Plastikvorhangs.

Der Geruch junger kranker Frauen aktivierte in ihr immer das Erinnern an jenes hautnahe, pralle Leben, das im Zwielicht der Klinik ausgespart blieb.

Tom stand im Zimmer, und eine der Pflegerinnen nickte neben ihm, »Kreislauf stabil?«, notierte, »Laborbefunde in Ordnung«, während eine Assistenzärztin, die die Patientin aufgenommen hatte, von der Nacht berichtete. Judit beobachtete Tom, der so tat, als sehe er sie nicht, und freundlich auf die Patientin einredete: »Wir warten ab«, der milde lächelte, »in zwei Tagen wissen wir mehr«, der diktierte, »Beobachtung nötig«; »Weitere Untersuchungen?«; »Heute noch!«

Die junge Lehrerin sah ihn nicht an. Es war nicht ihr erster Aufenthalt hier und sie hatte längst verstanden, dass Kranksein vor allem Warten war.

Endlich verließ der Tross den Raum, die Pflegerin voran, Tom, Judit und die Assistenzärztin, die vor sich hinmurmelte, hintendrein. Am Gang standen Jovo und Tonja in ein Gespräch vertieft, Jovo war offenbar gerade unterwegs zum Labor gewesen und hatte Tonja abgefangen, um etwas mit ihr abzuklären. Er ging grüßend an Judit vorbei, mit der gewohnten Beiläufigkeit, die sie von ihm eingefordert hatte, obwohl sie wenige Stunden zuvor erstmals in ihrer Wohnung geschlafen und gefrühstückt hatten. Lilafarbene Schatten legten sich über den Gang, eine sekundenschnelle Hitzewelle. Bevor sie ins nächste Zimmer traten, nahm Tonja Judit zur Seite, erklärte, Jovo habe mit der Steindl-Tochter einen Termin im Besprechungszimmer der Pflege ausgemacht, kurz vor dem Konsil, das zu Mittag beginnen sollte, und er hatte sie, Tonja, hinzugebeten, so wie sie, Tonja, nun Judit bat, mitzukommen.

»Fein, da kann man die Angehörige vor dem Konsil infor-
mieren.«

Gib es zu, Judit, nicht nur hast du die Steindl seit Tagen nicht
besucht – du hast jetzt auch wieder seit Stunden nicht mehr
an sie *gedacht*. All die anderen Menschen haben die Erinnerung an sie verstellt, Patienten, die in Seidenkrawatten das
Haus betraten und eine Stunde später im Nachthemd vor
dir lagen, Patientinnen, die in Jeans und Bluse beim Portier
vorstellig wurden und nun im Frotteebademantel am Gang
umherschleichen. Menschen, die sich zu gleichen beginnen,
nicht weil sie erkrankt sind, sondern weil sie *behandelt* werden und sich dafür verändern müssen, innerlich und äußerlich: neue Temperaturverhältnisse, anderes Alltagsterrito-
rium, adaptierte Körperhaltung, bequeme Kleidung, leicht
zu öffnen, noch leichter zu verschließen, selbst im Liegen.
Die Steindl ist nur *eine* unter ihnen, und auch für sie gilt:
Ihre Form und ihr Sinn haben sich dem Heilungsprozess zu
unterwerfen.

Schon waren sie beim nächsten Patienten am Bett, wenigstens ging es schnell auf der Sonderklasse, nur ein bis
zwei Personen pro Zimmer, die hohen Versicherungsbei-
träge garantierten ein über Jahrzehnte hinweg vorausbe-
zahltes Recht auf Ruhe.

Hier diktierte nun Judit. Es handelte sich um einen
Mann, den sie aufgenommen hatte; Tonja notierte, Tom
starrte in seine Unterlagen, während zunächst mit dem
Patienten, dann mit den anderen geredet wurde.

»Die Werte?«

»Zu alt.«

»Machen Sie noch ein Labor.«

»Die rufen nicht zurück, wir haben dreimal nachtele-
foniert.«

»Schon wieder?«

»Wir werden später sehen.«

»Morgen wird er verlegt.«

Eine kleine Korrektur als schüchterner Einschub der Pflegerin, der Patient sei am Vortag bereits am Weg zur Gastroskopie gewesen, dann zurückgeschickt worden, er sollte nüchtern sein, was nicht rechtzeitig kommuniziert worden war.

»Das war der Fehler.«

Judit nickte. Nichts Ungewöhnliches, eine Falschinfo eben, und ein zu später Anruf.

»Der Gastroenterologe hat sich gemeldet?« –

»Na gut, ich rufe ihn an.« –

»Sonst alles gut bei Ihnen?«

Patient ist vergnügt.

Heiler und Hebammen

Ich würde keine Kranke sein wollen in unserem System. Defizite in der Versorgung, fehlende Information, ständig sich erhöhender Druck, notierte Judit in ihr Tagebuch und fügte in Klammer hinzu: Ich habe sie nicht einmal angesehen, während ich mit ihr geredet habe, so müde war ich, rotäugig ohne Schlaf. Darunter schrieb sie: asymmetrische Verbalhandlung. Dahinter dann, nicht mehr in Klammer: Das lässt sich nicht besser organisieren, nie und nimmer, wie soll ich da raus? Effektsteigerung der kurativen Intervention bei gleichbleibenden Kosten. Strich es durch und schrieb weiter: Wo sind sie, die Heiler und Hebammen von einst?

Nach einer Stunde merkte Judit, dass ihre scheinbare Ruhe keine war. Das Telefonat mit dem Gastroenterologen ließ nur einen Schluss zu: Sie litt an schwerer Überreizung, und es lag nicht nur am Ethikkonsil, welches heute anstand und seit Tagen schon jede Menge Interpreten hatte, die allesamt bei ihr vorstellig wurden. Es war verwirrend zu erleben, dass von diesem Konsil – dem ersten seit Jahren in ihrem Haus – nur die Rede war, wenn Leute darüber zu streiten begannen. Konnte wirklich niemand akzeptieren, dass es notwendig war? Sie hatte das Gefühl, ein Gespräch begonnen zu haben, das sie selbst zwar dringend brauchte, andere aber nicht führen wollten.

Als sie dem Kollegen die Daten des Patienten durchgeben wollte, unterbrach die andere Seite sie streng: Wie könne man einen Patienten so schlecht vorbereitet zu ihm schicken? Warum seien die Laborwerte nicht dagewesen? Außerdem:

»Der hat gegessen, Termin und Zuweisung haben gefehlt.« –

»Ruf zuerst den und den an, bevor du so was machst.« –

»Das ist ja unverantwortlich!« –

»Schlaft ihr alle?«

Seine Vorwürfe setzten ihr zu wie kaum etwas in den vergangenen Stunden. Sie hörte sich von einer Sekunde auf die nächste laut werden. Bei offener Zimmertür prasselten ihre Worte wie Hagel auf den Telefonhörer ein und hallten in ihren Ohren nach:

»Hör zu, wir haben auch noch andere Patienten. Dass er gegessen hat, tut mir leid, dafür kann ich nichts. Ich finde es eine wahnsinnige Frechheit, wirklich wahnsinnig, wie du mit mir sprichst, na, ist ja ein Witz, darum geht es jetzt nicht, wirklich, ein Wahnsinn, und kein Grund, auf eine Kollegin zu schimpfen. Wir klären das, aber so sprichst du nicht mit mir, wirklich wahnsinnig, mit mir nicht und mit sonst niemandem –!«

Sie wusste, der Fehler lag bei der Pflege. Die Übergabe hatte nicht funktioniert. Alltag also. Aber sie brüllte – und man könnte, dachte sie, immerzu nur brüllen, ich brülle jedoch fast nur, wenn man *mich* anbrüllt. Das reicht nicht. Als Grund.

Allerdings: Ich bin nicht mehr ich selbst.

Nein, das bist du nicht.

Du merkst die inneren Veränderungen zuallererst an den Träumen. Bilder von leuchtendem, entzündetem Gewebe, das sich verformt, von schlangenähnlichen, weichen Gebilden, grünlich-schleimigen Mündern, die aussehen wie zerquetschte Frösche am Straßenrand oder wie der erste Salamander, den du als Jugendliche am Meer aufgeschnitten hast, weil du sehen wolltest, was sich unter seinen Schuppen befand. Schon damals führten dieser Schnitt und dein neugieriger Blick nur zur Enttäuschung, weil du feststellen musstest, dass es einen Grund gibt, weshalb eine glatte, kalte, Hautschicht über die Dinge gezogen blieb, die das Innere des Tierchens verdeckt gehalten hatten, ein Inneres, das du bereits benennen konntest, Rückenwirbel, Blut, Schlund und der quellende Magen, nichts Besonderes, nur die Teile eines Körpers, die vor dir in kleinen Blutlachen verstreut am Steinboden herumlagen, vordergründig unheimlich und bedeutungsvoll, aber letztendlich nur Reste innerer Organe, ein Anblick, der dir bis heute allgegenwärtig ist: der Körper als Grundlage für Leben; Pilze und Bakterien, die ihn besiedeln, in der Lunge, im Darm, in der Scheide. Leben und nichts als zukünftiges, gegenwärtiges Leben in diesen Schlünden, im Schleim, im Blut, von der Gebärmutter gar nicht zu reden. Kein Wunder, dass du in der Nacht aufgeschreckt und nach dem Blick auf Jovo, der zusammengerollt in Embryonalstellung neben dir lag, gleich wieder eingeschlafen bist, um wieder Venen, Schleimhäute, Reste von Schuppen vor Augen zu haben, die sich überlappten. Unerträglich in ihrer scheinbar mit Sinn aufgeladenen Überdeutlichkeit, sind sie letztlich vollkommen belanglos und zeigen nur, wie erschöpft du bist. Denn diese Art Traum gehört zu den banalsten, die du zu erschaffen imstande bist. Ja, natürlich sind da die ständigen Wucherungen, natürlich sind da die Kranken und ihr Inneres. Trotzdem: Das schreckt dich gar nicht, es ekelt dich nicht einmal mehr, jedenfalls nicht im Wachzustand; du kennst es zu gut, das ist dein Alltag, wenn er auch in den Träumen lebhafter, erotischer und übertriebener wirkt. Dich schreckt etwas ganz anderes. Da ist etwas in dir, das so gar nichts mit diesem Wuchern und Quellen zu tun hat, ganz im Gegenteil. Das vorauseilende innere Echo eines Endes, das vorausgeschickte Gefühl von Reduktion und Abbau, alle Ebenen deiner Wahrnehmung, deiner Empfindung betreffend, als wäre dein gesamtes Wissen und Handeln nur das Ergebnis von Sterilität: Name des Mittels, seine Stärke, seine Darreichungsform. Da darfst du nichts falsch machen, wenn du etwas verschreibst – es ist dir aber egal geworden. Ich? Folge bloß den Vorgaben! Ja, die Sterilität, nicht nur der Umgebung, auch deiner Gefühle. Das macht dir viel mehr Angst als die Träume. »Schämen solltest du dich für das, was du uns angetan hast.« Dein Leben als Abfolge von Zulassungsgenehmigungen, die der Logik von Strichcodierungen folgen. »Was habe ich denn –?« Das gesamte Haus, die ganze Klinikgruppe und ihre Halb- und Scheinkliniken, die Tochter-GmbHs, die ausgegliederten Abteilungen und Bereiche, die kaum noch miteinander zusammenhängen. Das näher kommende Gesicht, in das du schreist: »Wer sind Sie überhaupt?«, das Nichts um dich herum in einem Krankenzimmer oder auf dem Gang oder auf der Toilette, all diese Räume im Halbdunkel, die sich anfühlen wie Ketten, die man dir umgelegt hat.

Sie legte den Hörer auf und trat auf den Gang. Der Blick fiel sofort, wie vorab berechnet, auf den Lift am anderen Ende. Eine Ebene unter ihr lauerte in bedrohlicher Abgründigkeit die Intensivstation, armseliger Restbestand nach drei Jahren Zerstückelung und Kaschiererei. Es führte nur noch der Personallift dorthin. Man hatte die großen Treppenzugänge abgesperrt, oder wenn nicht abgesperrt, dann unwegsam gemacht, zwei Flure geschlossen, den Lieferantenzugang blockiert, die ganze Ebene in ein abgeschiedenes Gebiet verwandelt.

Das ist die Realität, in der du lebst, nicht dein in Streifen zerschnittener, schillernder Salamanderkörper, der damals deine Lust und Neugierde gerade noch befriedigen konnte. Sondern Organigramme, die verstümmelt wurden, verschlossene Türen, die nirgendwo mehr hinführen, man rüttelt an ihnen, klopft, was ist da los, macht auf! Klemmt die nur oder sperrt ihr neuerdings ab? Du hast vergessen, dass man wieder ein paar Zimmer blockiert hat. Da ist auch keine Kaffeeküche mehr, in der man abhängen könnte, und wenn doch, wie auf der zweiten Ebene, dann funktionieren die Lichtschalter darin nicht mehr. Du drückst darauf, noch mal und noch mal. Die Kabel zum Lichtschalter wurden entfernt, angeblich Renovierung, wie auf der ersten Ebene, wo sie durchgesetzt haben, zumindest Mitgebrachtes in der Mikrowelle aufwärmen zu dürfen. Aber da ist es jetzt immer finster, und das sicher nicht zufällig, sondern weil die Leute beim Jausnen miteinander schwatzten – »Hier kein Aufenthaltsraum!« Wen wundert es, dass da kaum echte Kooperation möglich ist und kein besseres Ineinandergreifen der Handlungen, kein schnelleres Zusammenwirken, nur diese

Verworrenheit. Manchmal erinnerst du die kindliche Freude über ein aufgeschlagenes Knie, den Geschmack des eigenen Blutes, metallen, salzig, und du erinnerst ebenso die Tage später schon einsetzende Entfremdung dazu – das bin nicht ich, diese verkrusteten Reste einer Wunde, die keine mehr ist. Dieses Gefühl, deine Entkoppelung von der Verkrustung, scheint sich über alles gelegt zu haben: die Gänge, Türen, Wände, ja, vor allem die Wände, die ständig überall heranwachsen, als seien sie organisch. Auch das ist leicht zu erklären und trägt nichts Mystisches in sich, denn seit die Bereitschaft zu immer mehr Leerstand in der Klinik dauerpräsent geworden war, blieben die häufigsten Neuanschaffungen in den letzten Monaten Trennwände aus Pappmaschee. Die Grenze zwischen flexibel und instabil ist eine fließende. Betten gesperrt, Räume gesperrt, Gänge gesperrt, und du weißt nie: Ist das vorübergehend oder vielleicht schon für immer, und, wenn auch nicht für immer, wird das Ganze nicht einfach irgendwo neu zusammengezimmert mit weniger Platz und noch weniger Personal. Sogar das ehemalige Sekretariat des Primars ist mittlerweile ein Zimmerchen, in dem Ordner stumpfsinnig zu Türmen gestapelt werden, Hunderte, vielleicht Tausende Ordner, jahrzehntealt, aus denen man die Patientenakten entfernt und geschreddert hat, peinliche Papierreste eines Abbaus, die in einem seltsamen Zwielicht der sich im Haus vermehrenden Abstellräume gesammelt werden, ohne jemals Tages- oder Nachtlicht zu sehen.

Gibt es wirklich nur noch schlechte Tage?

Du wirst reizbarer und zugleich fühllos und das ist schlimmer als die wildesten Träume und entbehrt leider jeder Erotik.

Judit hatte sich in den letzten Tagen immer öfter dabei ertappt, wie sie über Kranke gebeugt dastand, auf die tief und fest Schlafenden herabblickte, die ab und zu aufstöhnten, die Gesichter leicht verzerrt, sonst aber wie Puppen auf sie wirkten, die man zu Übungszwecken für Studierende herbeigeschleppt hatte. Dieses Gefühl rumorte in ihr, aber nur, bis jemand aufwachte und ihr ins Gesicht sah. Dann erinnerte sie sich verschämt, in plötzlicher Begeisterung: »Das alles lebt!«, als hätte sie es für kurze Zeit vergessen. Ja, wirklich, nimm und lerne: Das alles lebt und liegt in meinem Haus. Wir sind noch da. Sind nicht widerstandslos.

Blut würde helfen, am besten Blut aus einer offenen, ungeschützten Wunde, die Realisierung des kranken, verletzten Körpers, die auf Leben hinweist, darauf, dass hier etwas ist und in Übermut atmet. Leider floss nicht viel Blut auf der Internen und es fehlte das Aufschneiden, das Eindringen ins tiefste Innere. Ja, selbst das Sterben wirkte nüchtern und verwaltet in diesem Neonlichtleben, meistens blieb es in einer Nachfrage aufgehoben: »Wurde die Patientin verlegt?«, das erste »Nein« darauf, dann ein: »Wurde sie entlassen?«, gefolgt vom zweiten »Nein!« Und selbst dieses Sterben gab sich zunehmend als etwas Verbindungsloses in einem Haus der Unverbundenen.

Am besten, wir brechen hier ab.

Übernahme gestern auf Überwachungsstation bei akutem Nierenversagen III°, respiratorischer Partialinsuffizienz und Hypervolämie. Lasixperfusor laufend seit 24 h. Respiratorisch stabil mit suffizienter Oxygenierung unter 4 l/O$_2$/min über Nasenbrille, Tachypnoe, weiterhin keine punktionswürdigen Ergüsse. Im EKG Sinusrhythmus, Echo ausständig (auf Kardio urgiert). Im Gas metabolische Azidose respiratorisch kompensiert, keine Dialyseindikation. Leichte Negativbilanz in 24 h Stunden erreicht. Krea idem zu gestern. Patientin isst sehr wenig, sehr schläfrig, Albumingabe bei deutlichem Mangel. Suclaviakatheteranlage rechts. Start mit parenteraler Ernährung bei Kachexie. Kein Fieber, CRP und Leukos normal. Auskunft an Angehörige.

Kasparek, J.

Leasing

Der häufigste Wechsel in einem Gesundheitsjob ist zweifellos jener von Festanstellung zu Leasing. Seltener umgekehrt. Eine ausgezeichnete Exit-Option ist dies in der Pflege. Folge davon: Jede Kontinuität geht verloren. Darum dann schlechtere Versorgung der Kranken, weil, du weißt ja, ein Aufeinander-Schauen und Verbessern der Bedingungen gibt es nicht mehr, wenn du nicht vom Haus bist und keinen Ruf zu verlieren hast. Ist dir wurscht. Hast vielleicht was gesehen, das nicht passt, aber was willst du da machen, wenn ständig jemand anderes die Patientin visitiert, du merkst ja auch nie, welche Folgen deine Handlungen haben. Und wenn du neu hinkommst, jemand liegt schon da, hast du nur die Dokumentation, weißt aber nicht: Wurde wirklich alles gemacht, und hat es überhaupt Sinn, was gemacht wurde? Meistens geht die Übergabe nicht gut. Früher warst du manchmal zweiundsiebzig Stunden da. Nicht heimgehen nach dem Dienst war normal. Immer einen Patienten durch und durch betreut, ihn richtig kennengelernt. Und heute? Warum wechseln so viele überhaupt, noch dazu manchmal freiwillig, zum Leasing? Die Leiharbeitsfirmen werben mit überdurchschnittlichen Löhnen, Mitbestimmungsrechten bei Dienstplänen, gut bezahlten Überstunden. Große Erwartungen. Falsche Hoffnung, denn das Wichtigste haben sie übersehen, obwohl es nicht zu übersehen gewesen ist: *Geleaste* pfeifen aufs Team, müssen nicht lernen, sich liebzuhaben, bleiben prekär beschäftigt, lassen sich versetzen und verlegen, werden nicht und nicht zugehörig, kennen niemanden, verstehen die Abläufe kaum, können Schutzrechte nicht wahrnehmen, verlieren den Anspruch auf tarifrechtliche Grenzen, und wenn es dann hart auf hart kommt, kämpft keiner für sie. So sind sie, die Neuen, ohne

Anstellung und oft ohne Anstand. Knicken leicht ein. Jung. Nicht von hier. Wenig Erfahrung. Frühzeitig ausgebrannt. Brauchst nicht versuchen, die zu mobilisieren.

Kurz vor Mittag und du kannst kaum noch stehen.

Judit ging zurück ins Ärztezimmer und machte sich einen Tee. Draußen bereitete man Tabletts und Schiebewagen vor, Teller und Löffelchen, Nahrung auf Bestellung aus der Großküche, ein desinfizierter Tagesablauf und dazu passende, vorgeschriebene Essenspläne, Lebensmittel, die auf Schwenktischen präsentiert wurden, von Menschen zubereitet, die in den Industriegegenden der Stadt vorkochten und nie mit den Essenden in Kontakt kommen konnten, von wegen, jede Köchin würde sonst die Klinik regieren.

Für jemanden wie Frau Steindl war es trotzdem das beste Essen seit Monaten. »Gibt es Pudding?«, hatte sie oft gefragt, und nicht immer vergeblich. Außerdem gibt es den Automaten im Erdgeschoss, da kaufte ihr die Tochter sonst etwas Süßes. Leben braucht Zucker! Dann saß diese Tochter, ganz Einzelkind, das mit der Mutter aufgewachsen war, fünfundvierzig Minuten bei der Frau, bevor sie in den Nachmittagsdienst zurückmusste, viel Zeit ließ eine normierte Mittagspause auch ihr nicht, und doch, die tägliche Dreiviertelstunde war ausreichend, um in den Wochen, die die Steindl im Haus war, zwanzig Ausgaben der Kollektion eines Schundheftchenvertreibers gemeinsam durchzulesen. Sie stapelten sich zerknittert im Regal. Die Tochter wusste vielleicht nicht, was sonst tun, und las der Mutter die »Drei in eins«-Hefte flüsternd vor, nachdem ihre täglich wiederholten Fragen »Ist dir kalt? Ist dir heiß? Hast du's bequem? Brauchst du noch etwas?« mit »Nein« beantwortet worden waren.

Sie bildeten ein vorzeigbares Standbild: Die Alte im Bett, die Junge eng an sie gelehnt, nah an ihrem Ohr, den Blick auf das lila Heftchen. Man darf nicht ausgerechnet in diese Dreiviertelstunde hineinstolpern, es verschlägt einem das Gehör: Warum nur, warum will sie nichts von ihm wissen, die Krankenschwester raubt dem verwitweten Landarzt den Atem, Stunden des unerwiderten Verlangens am glamourösen Wohltätigkeitsball, heiße Küsse in der Ordination, was für ein Mann, das Erbe und die Muskeln. »Wie dein Vater, der war auch so stark, als Junger!« Die kühle Geschäftsbeziehung wird zu knisterndem Verlangen. Sie hasst ihn und liebt ihn zugleich, im Herzschmerz hält sie den Rekord und fürchtet, verletzt zu werden. Heiß ist mir und rot bin ich geworden, Scham über die eigene Lust, Eleganz eines Luxushotels bei einem Ärztekongress, er hat sie eingeladen: Kann ich Ihnen einen Drink bringen?, lässiger Schick einer Cocktailbar, der gutaussehende Doktor, Kribbeln im Bauch, in der Brust, er lächelt, Bartschatten und Bizeps. »Wie dein Vater, ganz wie dein Vater, der war auch so schön!« Wieder bin ich rot geworden, in Zittern ausgebrochen, oder in Schweiß, oder in Tränen, und in das zu lange unterdrückte Kichern über dieses versprochene wilde Leben voll Leidenschaft.

Judit schob die Tür des Zimmers zu, um vom Gang aus nicht gesehen zu werden.

Jovo hatte auf ihren Anruf in der Nacht reagiert, als sei der selbstverständlich. Warum kam er sofort, wenn sie ihn rief – davor und danach aber schwieg er sich aus?

Der Kaffee wurde kalt.

Sie hörte die Absätze, schwere Schuhe, ein unverkennbar lauter Gang, die Steindl-Tochter war unterwegs zum Besprechungszimmer der Pflege, man müsste hinaustreten, sie begrüßen, ihr rasch hinterhergehen und sie abfangen, bloß: Das wirst du nicht tun, es ist deine Mittagspause, du hast deine belegten Brötchen noch nicht verschluckt, in fünfzig Minuten startet das Ethikkonsil, du musst dich erst vorbereiten, denn in der kurzen Zeit, die sie anberaumt haben, soll alles auf den Tisch.

Außerdem galt wie immer die Ausrede: Was soll ich ihr schon sagen?

Tonja und ihr Blatt Papier, auf dem sie nach dem Telefonat mit der Geschäftsführung die Zeiten, die Namen, die Funktionen notiert hatte, die sie jetzt der Steindl-Tochter vorlas. Sie sprach gemächlich, unaufgeregt, ohne allerdings den Kopf zu heben:

»Für das Konsil haben wir einen externen Ethikverantwortlichen gekriegt, Doktor Jamal Athani. Er wird die Gespräche leiten, ein grandioser Kardiologe, ebenso grandioser Mensch, ist pensioniert, hat früher im Haus gearbeitet. Ihm liegt unser Haus, ihm liegen unsere Patienten, ihm liegt auch Ihre Mutter am Herzen.«

Sie fügte, ohne den Kopf zu heben, hinzu: »Mit einer Entscheidung über Ihre Mutter ist aber vor heute Nachmittag nicht zu rechnen.«

Darauf folgte der Wortsturz der Tochter:

»Ich verstehe nicht, was passiert ist.« –

»Sie war nicht krank ...« –

»Haben Sie gesagt ...« –

»Nur schwach.« –

»Das haben Sie mir erklärt.« –

»Und wieso dauert es so lange ...« –

»Bis Sie etwas tun?«

Jovo stand vor der Tür, Tonja nickte ihm zu, niemand sagte etwas. Die Tochter seufzte noch einmal, sagte dann erneut mit der Atemlosigkeit einer Flehenden: »Warum bricht meine Mutter im Krankenhaus zusammen?«, aber als Antwort erhielt sie weiterhin nur stumm und bestätigend nickende Köpfe. Tonja dachte an die Tabletten, die sie der Steindl täglich verabreicht hatten, die Infusionen, die Blutabnahmen. Schlechte Venen hatte die Frau, graue Flecken bildeten sich, teils mit gelben Rändern, wie ein verkehrtes Leopardenmuster. Immer die alte Leier vom Heilungsprozess als Zerstörung, die man in Hoffnung darauf zulässt, dass die Zerstörung wiederum zum Heilungsprozess beitragen wird.

Ein Mann schob sich an Jovo vorbei, fuhr mitten ins nickende Schweigen. Er war bereits in die für ihn vorgesehene Rolle geschlüpft, sein beflissener Tonfall stimmte mit seinem gleichmäßigen Auftreten überein. Stakkatoartig teilte er den Versammelten mit: Ich bin beauftragt, Sie zu holen. – Pause – Das Ethikkonsil startet in fünf Minuten. – Pause – Im Besprechungszimmer, neunte Ebene. – Pause – Die Geschäftsführung hat mich zur Protokollführung eingeteilt. – Pause – Bitte denken Sie an die Krankenakte der Patientin. – Pause – Am besten, Sie kommen gleich mit, der Primar kommt dann später. – Pause – Aber Herr Oberarzt Trattner und Doktor Athani warten bereits. – Pause – Wir hoffen auf eine rasche Entscheidungsfindung im Sinne der Patientin.

Rasche Entscheidungsfindung, dachte Tonja.

Natürlich.

Nur hatte sie noch kein Ethikkonsil erlebt, bei dem nicht Schuldzuweisungen, Andeutungen und rhetorische Fragen das Ende hinausgezögert hatten. Innerlich bereitete sie sich längst auf die Sätze vor, die in den nächsten Stunden dominieren würden:

»Wenn ich demnach richtig verstanden habe ...« –

»Sie sagen somit, dass ...« –

»Wenn ich also zusammenfassen darf ...« –

»Möchten Sie damit wirklich sagen, dass –?«

Wie gerne hätte sie tatsächlich etwas klar gesagt, nicht nur angedeutet. Wie gerne hätte sie den Mumm gehabt, festzustellen: Ja, genau das! Man hat mich schon richtig verstanden. Ich habe die Frau schließlich jeden Tag gesehen, habe auch ihre Tochter kennengelernt, und Sie alle wissen nicht einmal, dass die Patientin Steindl überhaupt eine Tochter hat. Eine Juristin übrigens, die wird sich zu wehren wissen. Geschweige denn haben Sie eine Ahnung vom Dackel, den die Tochter widerwillig zur Betreuung übernehmen musste, seit die Steindl im Krankenhaus ist, und den sie, wie sie mir vorgejammert hat, unter der Woche in ein viel zu teures Hundeasyl stecken muss, weil sie arbeitet und sich sonst niemand um das Tier kümmern kann. Am Wochenende bringt sie es zur Klinik, kettet es an dem Fahrradständer auf der Straße an, sodass die Steindl es durchs Fenster sehen kann, und ja, die Alte juchzt, wenn sie durch das Fenster schaut und das Vieh sieht, feuchte Schnauze, Hängeohren und Warzen hinter seinen langen Ohren, samtiges Fell, krummpfotig und insgesamt altersgrauer als die Steindl selbst, die sich sogar im Krankenhaus die Haare färben hat lassen. Wie oft habe ich darauf hingewiesen: Die Patientin braucht keine Infusionen. Sie trinkt selbstständig. Wie oft habe ich gefragt: Seid ihr euch sicher mit den Medikamenten? Bei der Niere? In dem Alter? Nichts. Selbst schuld. Uns hört man nicht zu. Nach mir kommt immer die Nächste, die man herumkommandieren kann, dann die Übernächste, schließlich wieder ich. Ja und ja: Ich bin der Meinung, dass das Krankenhaus, oder genauer, die Zusatzversicherung das Problem ist. Nicht die Patientin, ihr Zustand oder ihr Alter. Nein, die Zusatzversicherung. Ich habe ihnen all die Zeit über mehrmals das Gleiche gesagt. Zentraler Zugang? Was habe ich gesagt? Frau Doktor Kasparek hat es auch gesagt. Und Jovo. Die Alten und ihre Infusionen, das geht meistens schief.

Solche Gedanken rotierten in ihrem Kopf, als sie dem Protokollführer zum Lift folgte, allerdings Gedanken, die unausgesprochen bleiben würden.

In den Lift quetschten sie sich zu fünft. Nicht nur Jovo und Jùdit waren mitgekommen, sondern auch die Steindl-Tochter hintendrein, und es entrollte sich ein weiterer Wortwechsel mit der Angehörigen:

»Sie dürfen nicht mit hinein, das verstehen Sie?«

»Nur kurz.«

»Es wird nicht gehen.«

»Ich möchte den Ethikverantwortlichen kennenlernen.«

»Es geht nicht.«

Da setzte die Tochter wieder an, ihre Mutter sei doch gesund gewesen, sie habe gelacht und getrunken. Wer sei dafür verantwortlich, jemand müsse ja schuld sein? Die und die? Wer hat meine Mutter behandelt? Wer hat das verbockt? Wie kann man so viel so vollkommen falsch machen? Die Wut, die in dieser Klage kondensiert blieb, bot der Tochter einige wenige Minuten, in denen sie nicht gezwungen war, einfach alles hinzunehmen und auch nicht darüber nachdenken musste, warum die Mutter nicht aus dem Bett aufstand und nach ihrer Hand griff. Diese Wut, diese Reizbarkeit und das Anhäufen von Vorwürfen waren ein vorläufiger Aufschub von Trauer, ein vorläufiger Aufschub von Sprachlosigkeit, und so nahmen alle im Lift die Klage stillschweigend zur Kenntnis, ohne die Klagende dabei anzusehen. Nur Tonja nickte der Steindl-Tochter weiterhin zu und fragte sich, warum sie zu nichts anderem als zu diesem ständigen Nicken fähig war, das nur zum Ausdruck brachte, dass sie hier nichts zu sagen hatte.

Im Grunde handelte es sich um ein philosophisches Problem, weniger um eine biologische Frage: Die Gesundheit und das Gesundsein, die Krankheit und das Kranksein: zielt man darauf ab, den Gegenstand zu beschreiben oder den Zustand? Für die einen zählt die *Krankheit* als etwas Vergegenständlichtes, das man erforschen kann. Für die anderen das *Kranksein* als Ausdruck des eigentlich erlebten Leidens, von dem nur Kranke selbst berichten können. Überhaupt, wer sind wir, dass wir als Klinikpersonal dieses Wort bestimmen wollen, das unser Leben dominiert? Gesundheit ist für uns nichts Selbstverständliches, wie die meisten Menschen es kennen, sondern gerade umgekehrt: Für uns ist gerade die Krankheit selbstverständlich, sie ist das Gleichgewicht, in dem wir unser Aufeinandertreffen halten, sie organisiert unsere Arbeit. Wir sind ihr ausgeliefert und sehen sie in allem und jedem. Ist sie, die Krankheit, vergangen, beenden wir den Kontakt, und darauf kann man das ganze Dilemma zurückführen: Wird beärztelt, sehen wir den Menschen, sprechen mit ihm, berühren ihn, wird allerdings nicht mehr beärztelt, bricht die Verbindung ab. Darauf sind die meisten unserer Irrtümer zurückzuführen, die falschen Annahmen, die schlechte Koordination, die voreiligen Diagnosen, Hunderte Entscheidungen, die anders gefällt werden könnten, all die Versäumnisse –

Die Tür zum Besprechungszimmer stand offen. Eigentlich war es kein Besprechungszimmer, sondern der leer geräumte einstige Pausenraum der Pflegekräfte, in den man auf die Schnelle Tische und Stühle vom Dachgeschoss gestellt hatte. Als Empfangskomitee hatten sich Trattner, Athani und Grosch vor dem Eingang positioniert. Man schüttelte sich reihum die Hände, stellte sich vor, man war herzlich, fast schon entspannt.

»Kasparek? Dachte ich mir!«

»Schön, Sie kennenzulernen!«

»Trattner, Trattner!«

»Du auch hier?«

»Wir kennen uns nur vom Telefon!«

»Danke fürs Kommen!«

»Tag, Tag!«

»Grüß dich.«

»Habe von Ihnen gehört!«

Als die Angehörige bemerkt wurde, der einzige Fremdkörper im Kreis von Vertrauten, gerieten die Begrüßungen ins Stocken und von einem Augenblick auf den anderen war die Stimmung dickflüssig:

»Wer sind bitte schön Sie?«

»Die Tochter.«

»Es tut uns leid, Angehörige dürfen nicht dabei sein.«

»Sie zu begrüßen, ist das vielleicht erlaubt?«

Rundum erkannte man die vertraute Bitterkeit in der Stimme, die alle Angehörigen irgendwann entwickeln, egal wie sanft sie gewesen waren, wie geduldig, wie erwartungsvoll. Dieser unverkennbare, harte Tonfall, härter noch als der Blick dazu, schwere Geschütze, die die Verwandten glaubten auffahren zu müssen, die aber abprallten, ganz egal wie angriffslustig oder durchdacht sie auch schienen.

Nun stand die Steindl-Tochter wie umkreist, weil alle sich ihr zuwandten. Athani schob seine Hand vor und griff nach ihrer, »Guten Tag«, schob seine zweite Hand nach und hielt ihre nun vollkommen umschlungen, »Natürlich dürfen Sie das«, seine Augen in ihre geheftet: »Wir vergessen oft, wie es für die Familie ist.«

Ein Bild, warm, weich, wie aus einer Reklame, der Geruch nach Kaffeesatz und Honig, nach warmer Milch und Schokolade: Der alte Mann, sich fürsorglich über die junge, traurige Frau beugend, Urszene des Trostes, der Arzt als Vater, Geliebter und Freund, und die Tochter, von der plötzlichen Berührung und Sanftheit überrumpelt, wimmerte auf. Athani hielt ihre Hand weiterhin fest umschlossen, es fehlte nur, dass sie ihm jetzt um den Hals fiel.

Die einsetzende Stille war schwer zu ertragen, zu hören blieb nur das langsam wieder verebbende Weinen, und erst nach einiger Zeit durchbrach erneut Athanis fürsorgliches, beruhigendes Gerede das Schweigen, es war unpersönlich genug, um alle zu erleichtern, aber der Tochter ganz zugewandt: »Wir stehen mit Ihnen, Frau Steindl.«

»Und mit Ihrer Mutter.« –

»Wir werden das Beste uns Mögliche tun.« –

»Wir sind für Sie da.« –

»Und für Ihre Mutter.« –

»Wir geben uns alle erdenkliche Mühe.« –

»Wir sind guter Hoffnung.«

Immer noch schwiegen die anderen, und da war eine Spannung, ansteigend, andauernd, wie ein lauerndes Geräusch in der Stille, während die Tochter versuchte, ihre Fassung wiederzufinden. In ihrem Gesicht fand bereits ein weiterer Wechsel statt, der Moment, wenn Trauer zu Wut wird, und diese Wut zu Protest. Sie entzog dem Ethikverantwortlichen die Hand, schaute ihm stur ins Gesicht und forderte, jetzt wieder im harten, gut eingeübten Tonfall: »Lassen Sie sie nicht sterben«, mit diesem kurzen Satz bereits das Ohnmachtsgefühl vorwegnehmend, das der Tod der Mutter früher oder später – bloß später!, bitte später! – bedeuten würde. Sie wischte sich übers Gesicht, welch stumpfe, automatisierte Handbewegung, und formulierte noch einmal den Satz, der durch zu häufige Wiederholung längst zu einer Floskel geworden war: »Sie war nicht einmal krank, als sie herkam.«

Normoton, keine rhythmologischen Ereignisse. In BGA suff. Oxygenierung mit 2 l/O$_2$/min. Gute Negativbilanz (Zielbilanz erreicht), Nierenwerte regredient. Pat. subjektiv gebessert. Querbettsitzen und Essen möglich. Physio reaktiviert.

Kasparek, J.

»Bitte schalten Sie Ihre Telefone und Pager auf lautlos. Selbstverständlich sollen Sie während der Befragung aber für jede medizinische Dringlichkeit zur Verfügung stehen. Frau Doktorin Kasparek, Sie haben das Ethikkonsil akut vor zwei Tagen angefordert?«

»Richtig.«

»Wir danken für Ihre Initiative.«

»Es war notwendig.«

»Was können Sie uns über den derzeitigen Zustand der Patientin sagen?«

»Kritisch, die Patientin ist aber stabil auf der Intensivstation untergebracht.«

»Was können Sie über die Aufnahme erzählen?

»Ich würde diese Frage gerne an Doktorin Erika Grosch weitergeben.«

»Doktorin Grosch?«

»Hier.«

»Sie haben die Patientin aufgenommen?«

»Ja.«

»Erika Grosch ist Ihr vollständiger Name?«

»Ja.«

»Ausbildungsärztin?«

»Ja.«

»Festangestellt?«

»Nein.

»Berichten Sie bitte.«

Die gut gemachte Arbeit

Erika hatte die Steindl seit der Aufnahmenacht nicht mehr
gesehen. Es kam immer wieder mal ein Anruf der Teamleitung, die junge Ärztinnen wie sie innerhalb des Verbunds
umherverschob, einen Monat hier, einen Monat da, und
erst vor ein paar Tagen, als sie wieder einmal wegen zu
vieler Krankenstände auf der Internen in diesem Haus an-
gemietet worden war, hatte man ihr erzählt, dass die Patientin kollabiert war, was?, dass sie noch lebte, unglaublich!, dass sie auf der Intensiv lag und dass ein Ethikkonsil
wegen ihr einberufen worden war. Schock auf Schock.
Damals hatte Erika nur ausnahmsweise auf der interdisziplinären Sonderklasse zu tun gehabt, meistens war sie
auf der Gynäkologie eingesetzt. Sie hatte nur unkonkrete
Erinnerungen an die Patientin. Was sie wusste und was aus
der Krankenakte hervorging, war, dass die Steindl gebrüllt
hatte wie unter Folter, und dass sie unglaublich dünn gewesen war, nur Haut und Knochen. Kurz gesagt: eine alte
Frau mit Schmerzen, aber eine unter Dutzenden ihrer Art.
Kein besonderes Gesichts- oder Körperdetail war Erika im
Gedächtnis geblieben. Mühsam hatte sie die Aufnahmesi-
tuation aus den Protokollen zu rekonstruieren versucht,
sie ergaben kein vollständiges Bild. Wie auch. Von einer
konstruktiven Verbindung zwischen Patientin und Ärztin
kann nur die Rede sein, wenn die Patientin erlernt hat,
sich als lesbarer Körper zu verhalten. Und wenn zugleich
die Ärztin diesen Körper und seinen Krankheitsverlauf in
die Akte zu übertragen und dort wiederum für andere jederzeit lesbar zu machen erlernt hat. Das war in diesem
Fall ganz und gar nicht gelungen.

Und darum hatte Erika sich die ganze Nacht lang fürs
Konsil Notizen gemacht, voller Angst und Zweifel, ob sie

etwas übersehen oder überlesen hatte; jedes Mal, wenn sie aus dem Schlaf aufgeschreckt war, schien ihr, als sei sie mitten in ein neues Feuerwerk boshafter Gedanken geraten: Sie werden mich verantwortlich machen, ich kann mich an kaum etwas erinnern, ich muss die Unterlagen mitnehmen, daraus vorlesen, bin ich etwa schuld, hätte ich die Infusionen nicht verschreiben sollen? Die Patientin hatte Schmerzen, ich musste etwas tun, es war spät, ich war gerade erst aufgewacht, wie im Traum, die Frau hat um Hilfe geschrien, warum passiert das gerade mir, wer war sonst im Haus, und außerdem!, der Schmerz, die extreme Magerkeit, das Geschrei, mein erstes Ethikkonsil – wer weiß, wie das laufen wird, niemand, niemand war da außer mir, muss ich denn aufpassen, was ich sage?

Diese Fragen ließen sich nicht gut ausformulieren, darum hatte sie in krakeliger Schrift eine halbe Seite vollgeschmiert, wenig Brauchbares, die Fakten waren ärmlich und ohnehin nachzulesen in der Krankenakte. Auf dieses bekritzelte Blatt starrte sie nun, während sie mit gesenktem Kopf berichtete:

»Die Patientin wurde wochenends und nachts eingeliefert wegen Gelenks-, Kopf-, Brust- und Bauchschmerzen. Aufgrund von offensichtlichem Gewichtsverlust und Ganzkörperschmerzen kam sie auf die Sonderklassestation der Internen, zu dem Zeitpunkt war ich dort behandelnde Aufnahmeärztin und verschrieb nach Standardschema eine Schmerztherapie sowie eine physikalische Therapie. Das intravenöse Mittel wurde ab sofort verordnet, der Rest der Therapien sollte ab Wochenbeginn starten.«

Sie hob den Kopf, wartete auf Nachfragen.

»Die Patientin kam spätnachts?«
»Kurz nach Mitternacht.«

»Hatten Sie geschlafen?«

»Kaum eine Stunde.«

»Sie waren im Bett, als die Patientin eingeliefert wurde?«

»Korrekt.«

»Wie sah die Belegung zu dem Zeitpunkt auf der Sonderklasse aus?«

»Unterbelegung.«

»Haben Sie das Alter der Patientin bedacht, als Sie die Therapien verschrieben?«

»Ich war angewiesen, bei Wochenenddiensten nach vorgegebenem Schema Therapie zu verschreiben, vor allem bei starken Schmerzen.«

»Angewiesen von wem?«

»Von den zuständigen Ärzten Kasparek und Trattner, ich bin wie gesagt in Ausbildung –«

»Die Patientin hatte starke Schmerzen?«

»Sie behauptete, unerträgliche Schmerzen zu haben.«

»Haben Sie damals überlegt, ob etwas gegen das Therapieschema sprach?«

»Es war nach Mitternacht, Frau Steindl schrie um Hilfe.«

»Sie waren müde?«

»Hundemüde, handelte aber nach vorgegebenen –«

»Sie waren sich Ihrer Handlungen deutlich bewusst?«

»Ja.«

»Hatten Sie später weiteren Kontakt?«

»Nein. Ich war drei Wochen auf anderen Stationen eingesetzt.«

»Vielen Dank, Doktorin Grosch, das wäre alles.«

Erika gefror.

Das war alles?

Diese wenigen Minuten.

Dafür die Quälerei in der Nacht?

»Sind Sie sicher?«
    »Wir sind sicher.«
    »Wirklich?«

Athani lächelte ihr zu, das freundlichste Gesicht der Welt, aus Fältchen und Güte gemacht, darin die Augen, groß, lieblich, honigfarben: »Doktorin Grosch, Sie haben Ihre Arbeit gut gemacht.«

Der Tag zweiundzwanzig

Respiratorisch und hämodynamisch stabil. Bei Raumluft gute Gase. Krea normalisiert, noch minimal Ödeme, Appetit besser, Physiotherapie weiter. Im Echo Aortensklerose und leichtgradige Aortenstenose, keine Pleuraergüsse mehr, erhaltene Linksventrikelfunktion. Verlegung auf Normalstation möglich.
    Kasparek, J.

Bodengrün

Nun fasste Erika, unter Strom stehend, verschwitzt und immer noch verängstigt, nach den wenigen Minuten Berichterstattung beim Konsil den Entschluss, nicht sitzen zu bleiben, sondern hinauszugehen. Sie wollte nicht zuhören, was die anderen erzählten, sie wollte lieber die Steindl wiedersehen, um dem Geschrei, an das sie sich erinnerte, ein Gesicht, und der ebenfalls gut erinnerten Magerkeit eine Gestalt zuzuordnen.

Nachdem sie sich am Eingang zur Intensiv gemeldet hatte, desinfizierte sie ihre Hände, legte die Plastikschürze um, zog die Handschuhe an und wurde dann von einer zuständigen Pflegerin aufgefordert, ihr zu folgen. Hierher verschlug es sie sonst kaum, sie kannte die Wege nicht, eine Landschaft von durch Glas abgetrennten Zimmern, in jedem jeweils ein graues Metallbett, an dessen Kopfende silbrig schimmernde Apparate und Monitore emporragten. Sonst: grüner Kunststoffboden und weiße Plastikgestelle, die Schönheit steriler Routine. Alles war farblich wie aufeinander abgestimmt: Neben dem Bodengrün gab es graue und graugrüne Farbtupfer in dieser den Menschen und Dingen gemeinsamen Reglosigkeit, die nur von ständig, aber stumm umherhuschenden Pflegekräften unterbrochen wurde.

Erikas Begleitung sagte nichts, bis sie, streng einen Meter Abstand haltend, vor einem Bett zu stehen kam:
»Bitte nichts angreifen!« –
»Wirklich nichts!« –
»Wenn Sie etwas brauchen, melden Sie sich.«

Die Geräte wirkten selbstverständlich, als sei die Steindl ein Teil davon. Sie waren nicht unheimlich, sondern wie naturgegeben, mit der Liegenden verbunden, ihr zugewandt, das Apparative, das ins Organische überging, der Körper und seine Ränder, seine Öffnungen, über die er an die Instrumente gehängt war. Nichts erinnert an das schmerzverzerrte Gesicht der Eingelieferten, auf den Bildschirmen am Kopfteil sammelten sich beruhigende Spuren der Lebendigkeit: EKG-Monitoring, Blutdruck, Sauerstoffsättigung. Die Herrschaft der Technik war absolut: Beatmung, nicht Atmung. Flüssigkeitszufuhr, nicht Trinken. Kathetersack, nicht Kloschüssel. Reduktion und Ruhe spiegelten sich in dem unbewegten, hellen Gesicht der Frau, und der kontrollierte Atem folgte dem lustvollsten aller Diktate: Du hast zu leben.

Erika hatte gedacht, zu einer Art Totenwache auf die Intensivstation zu kommen, aber da lag nun die Steindl entspannt vor ihr und sah so viel besser aus als in der Aufnahmenacht. Fett hatte sich angelagert, wo vor über einem Monat nur Knochen gewesen waren, und über dieses Fett zog sich eine rosigweiß glänzende Haut, die auf keinerlei Mangel mehr hinwies. Das Gesicht war vom Alter gezeichnet, zweifellos, aber ungeheuer zart. Unzählige Falten liefen von den Augen, vom Mund, von der Nase strahlenförmig auseinander, sie überzogen Wangen und Stirn mit Sternen- und Kreuzmustern.

Niemand hätte das bei ihrer Einweisung auch nur denken können, aber die Steindl erinnerte jetzt an ein Modell aus den Katalogen der Sommerurlaube für Pensionierte – Mallorca, Ibiza, Mauritius. Es fehlten zwar die Sonnenbrille, der Sonnenhut, der Geruch von Sonnencreme, auch der

Strohhalm im Cocktail, oder lange Palmen, fette Kakteen, lila Orchideen; Aber dieses Fehlen wurde durch die fröhlichen Falten jenes Alters ausgeglichen, in dem eine Frau auf einer Liege braun werden kann, ohne angesprochen zu werden. Alles leuchtete, der Körper der Steindl, ihre Zukunft, wie eine Spiegelung der Sonne im Meer. Vielleicht hat sie einen Gärtner, der ihr gerne die Füße massiert. Vorname? Wie heißt die Steindl mit Vornamen?

Jedenfalls: Die Hände, Beine und der Brustbereich, die unter den Geräten zu sehen waren, hatten nichts Dürres, Mageres, nichts Im-Verschwinden-Begriffenes an sich. Stattdessen lag vor Erika eine Frauengestalt in voller Altersglorie und Gemütlichkeit.

»Doktorin Kasparek, Sie haben die Patientin in den vergangenen Wochen behandelt?«

»Freilich, ich bin die stationsführende Ärztin.«

»Dürfen wir Sie um Ihre Darstellung der Ereignisse seit Aufnahme der Patientin bitten.«

Judit fühlte sich schlecht, und das war ihr auch anzusehen. Das gelbliche Weiß ihrer Augen glich dem verschlissenen Weiß der Wände; das Schwarz ihrer Pupille hob sich von ihrer braunen Augenfarbe ab; besonders aber stach das Schwarz ihrer Augenringe hervor und unterstrich die allgemeine Müdigkeit. Ihre Stimme, ebenfalls stechend, ebenfalls müde, fügte sich gut ein. Was sie berichten wollte, hatte sie ohnehin Hunderte Male für sich selbst analysiert, es fiel ihr keineswegs schwer, die Ereignisse zu rekonstruieren. Vor allem war sie immer wieder an den Beginn, an den Tag, an dem sie Frau Steindl erstmals gesehen hatte, zurückgekehrt. Es war trotzdem nicht einfach, das zu benennen, was als ein idealer Ausgangspunkt für das *Eigentliche*, das sie hier im Konsil besprechen wollte, hätte dienen können.

»Es war ein Montag.«

Nun, das war durchaus als Anfang zu werten.

Obwohl der Aufnahmetag wichtiger gewesen wäre, der schon verhauene Beginn all dessen, was später so undurchsichtig zusammenlaufen würde.

Du musst das erklären.

Du musst klarmachen, warum damals schon –

»Ich bin übers Wochenende nicht im Haus gewesen.«

Gut, gut, ein anderer Anhalts- und Ankerpunkt: Das Nicht-da-gewesen-Sein. Es erzählt sich anders von dieser Achse her, denn es lässt sich berichten, dass der erstmalige Kontakt eine Untersuchung war, die erst stattfand, nachdem die Patientin bereits zwei Tage im Haus gewesen war. Ist das wichtig? Ja, ist es, denn: »Angedacht war die Abklärung der Beschwerden, die Grosch vermerkt und auf die reagierend sie eine Standardtherapie verordnet hatte«, ein Gespräch mit Frau Steindl, bei dem sich herausstellte, dass sie zu wenig gegessen hatte, allerdings keine somatischen bzw. organischen Ursachen der Beschwerden erkennbar waren und darum, schon damals, aha, hier ist er, ein anderer Beginn, der ein Ende hätte sein können oder sein sollen, es aber nicht wurde:

»Deshalb habe ich überlegt, die Patientin sofort zu entlassen.«

»Warum haben Sie es nicht getan?«

»Ich wollte es nicht ohne Konsultation eines Kollegen tun.«

Tom saß aufrecht am Eck des Besprechungstisches, beobachtete sie, nickte jetzt in ihre Richtung. Genau hier, in *ihm* nämlich, bot sich noch ein anderer Ausgangspunkt für die Rekonstruktion der Ereignisse, denn bereits am Anfang der gesamten Angelegenheit – aus heutiger Sicht bemerkenswert und keineswegs zu unterschätzen – stand auch schon der Streit mit ihm!

»Oberarzt Trattner rückte in diesem Gespräch die Bettenfrage in den Vordergrund.«

Husten von Tonja, die neben Tom saß, Räuspern von Jovo, ein Echo, das sich wie Rückenwind anfühlte. Hier sitzen deine Komplizen!

Sie führt weiter aus: »Doktor Trattner war der Meinung, mehr Betten sollen belegt bleiben.« –

»Er führte in meiner Anwesenheit ein Hausarztgespräch.« –

»Danach beschlossen wir, dass die Schmerzbehandlung weitergehen sollte.« –

»Und alle anderen Therapien ab sofort starten sollten.« –

»Denn er, also Doktor Trattner, meinte nämlich –«

Athani unterbrach: »Was Doktor Trattner meinte, werden wir ihn selbst fragen. Die Therapien also?«

»Ich bestätigte alle Therapien, die, wie von Doktorin Grosch berichtet, nach Standardschema verschrieben worden waren, das heißt Massagen, Strom, Diätplan, zusätzlich zu den bereits verschriebenen intravenösen Mitteln –«

»Die Patientin hatte starke Schmerzen?«

»Sie wiederholte mehrfach, dass sie große Schmerzen habe, sobald die Medikamente nachließen.«

»Haben Sie damals überlegt, ob etwas gegen die Therapie sprach?«

»Nein.«

Ich kann nicht aufhören, Jovo anzusehen. Vielleicht wird er das Papier doch unterschreiben. Ich muss ihn nur richtig und ernsthaft darum bitten. Mag sein, dass ich ihn überrollt habe mit der Anfrage, er hat es wohl für boshaft gehalten, oder arrogant, oder unverschämt.

Dabei –

»Die Therapien waren zu dem Zeitpunkt der Aufnahme angemessen. Die Patientin war unterernährt, klagte über Ganzkörperschmerzen. Es blieb kaum etwas anderes übrig als Trinknahrung, Schmerzmittel und Vitaminzufuhr. Darum hat Doktor Trattner auch gemeint –«

»Bitte bleiben Sie bei Ihren eigenen Beobachtungen. Der weitere Verlauf?«

»Schlecht, denn schon wenige Tage später fiel Frau Steindl mit Einlagerung in den Beinen auf, sie bekam schwer Luft.«

»Die Ursachen?«

»Waren zum damaligen Zeitpunkt unklar.«

»Und retrospektiv?«

»Aus heutiger Sicht sind zwei Ursachen auszumachen, entweder Nierenversagen durch Schmerzmittel oder Herzdekompensation nach reichlich Infusionen.«

Da war jetzt ein weiterer Ansatzpunkt für eine Analyse späterer Fehler: der zweite Streit mit Tom in der Sache Steindl. Man könnte die gesamte Patientinnengeschichte auch entlang unserer Dispute erzählen: die Blicke, die Gesten, die Worte, die wir getauscht haben, sein Gesicht, seine Arroganz, die nur Hilflosigkeit ist, überhaupt die ganze Art, wie er bei diesem zweiten Streit den Kopf schüttelte, wie er mehrmals sagte: »Du siehst das zu dramatisch!«, dann meinte: »Es passiert doch jede Woche, dass jemand zu viele Infusionen kriegt!«, »Das ist nichts Neues, was soll man denn machen, wenn die Patientin nicht trinken will!«, »Die Alten wollen das nie, du kannst sie nicht zwingen, du kannst sie nur austricksen –!«

Immer nur deine Rechtfertigungen, Tom, da ist nichts mehr zu spüren von der kritischen Klugheit. Warst nicht *du* früher der Lauteste mit deinen Forderungen nach mehr, du, bei dem zu Hause am Klo ein Plakat mit dem verstümmelten Tolstoi-Zitat hängt: »Obwohl ihn die Ärzte behandelten, wurde er dennoch gesund«, du, einer der wenigen im Haus mit entsprechendem Witz, der du mich genauso gemocht hast, wie ich dich gemocht habe, du, auf den immer bedingungslos Verlass war.

Darum geht es letztlich, ich möchte mich wieder verlassen können auf dich.

Aber es wird uns ja gerade das Aufeinander-verlassen-Können unmöglich gemacht. Nein, Tom, du wirst nie verstehen, dass ich das alles für dich tue, das hat dein Blick bestätigt, als ich dich vor Wochen auf mein Schreiben angesprochen habe – mit Bitte um Kommentar. Das war kein Blick, nur eine Grimasse, die du mir geschenkt hast, während du, das Papier von dir wegschiebend, ohne deine Augen auch nur darauf zu richten, gewitzelt hast:

»Zum Glück bist du da, um die Klinik vor mir zu retten.«

Judit riss sich zusammen, achtete auf einen neutralen Tonfall, und erklärte nun kurz angebunden, dass die Patientin später auf die Überwachungsstation gelegt wurde, woraufhin sie sich wieder erholte.

»Als stationsführende Ärztin beriet ich mich damals erneut mit Lukitsch und Trattner, wir beschlossen, dass die Patientin einen zentralen Zugang zur Ernährung und für die weitere Therapie erhalten sollte.«

Athani fragte, gut trainiert, sofort nach, sobald sie pausierte, als ob er Angst hätte, ihr Wortfluss würde versiegen, und damit die erfolgreiche Suche nach Ursachen: »Das zeigte Wirkung?«

»Jawohl. Die Nierenfunktion erholte sich, Doktor Trattner und ich beschlossen die Rückverlegung auf die Normalstation der Sonderklasse zur weiteren Behandlung und Ernährung. Die Therapien griffen gut, die Berichte blieben zufriedenstellend, eine ständige Gewichtszunahme der Patientin war zu vermerken, dann aber kam es zum Kollaps.«

»In Anwesenheit anderer?«

»Nein, beim Klogang in der Früh. Zum Glück war die Putzkraft im Zimmer. Sie hat mich benachrichtigt, ich wiederum Herrn Oberarzt Trattner. An dem Tag war ich im Dienst, hatte die Patientin mehrere Tage nicht gesehen. Sie war nach dem Zusammenbruch ganz neben sich, atmete zwar, reagierte aber verzögert, eindeutig somnolent. Wir wollten sie auf die Intensiv transferieren, holten unsere leitende Anästhesistin hinzu, die allerdings die Idee einer Verlegung zunächst infrage stellte, wir stabilisierten also die Patientin auf dem Notbett der Überwachungsstation, schließlich setzte ich durch, dass ein Intensivbett frei gemacht wurde, und kaum hatte man Frau Steindl verlegt, erschöpfte sich ihre Atmung zunehmend. Sie liegt nun, wie Sie wissen, seit zwei Tagen intubiert und sediert auf der Intensivstation, derzeit stabil. Und wir stehen vor der Frage: Soll operiert werden?«

»Wie wird dies auf Ihrer Station gesehen?«

»Einige sind dafür, andere dagegen.«

»Und Sie, was meinen Sie?«

»Ich plädiere dafür, so rasch wie möglich zu operieren.«

»Warum?«

»Die Patientin ist fast achtzig, biologisch gesehen war sie in den letzten Wochen allerdings zehn Jahre jünger. Deutlich gebesserter Allgemein- und Ernährungszustand, fröhlich, aktiv, jeden Tag am Gang, auf ihren eigenen Beinen, sie freute sich bereits auf ihre Entlassung. Im Übrigen wurde die aktuelle Problematik im Krankenhaus erworben und kann durch die Operation kurativ behandelt werden.«

Athanis ruhige Stimme beendete die Befragung: Es sei ganz offensichtlich eine schwere Entscheidung gewesen, die sie zu fällen gehabt hatten, und eine ebenso schwere, die sie noch zu fällen haben würden, aber er sei hier, um dabei zu helfen und bedanke sich darum auch vielmals bei ihr, Frau Doktorin Kasparek, und bei allen anderen, die diesen Entscheidungsfindungsprozess ermöglichten, die sich kümmerten. Diese Energie sei nicht zu unterschätzen, sie sei ungemein wertvoll, das Zusammenkommen, das Wohlwollen und die Suche nach Antworten.

Er lächelte, wies dann sanft darauf hin, dass die Anwesenden jederzeit den Raum verlassen konnten, niemand stehe unter Verdacht, niemand unter Anklage, es werde kein Vergehen untersucht, schon gar kein Verbrechen, es werde nur Entscheidungshilfe geboten.

»Das sehen Sie doch auch so, Doktorin Kasparek?«

Judit nickte und unterdrückte den Impuls, aufzuspringen. Man müsste diese Schwäche, das Schwindelgefühl überwinden, die eigene Wunde zum Vorteil nutzen, keine Unebenheit zeigen, weder innen noch außen, nur die Signale der Überlegenheit, die notwendig waren, um in der Sache etwas voranzutreiben. Sie ändern nichts, solange sie dich für schwach halten, sie ändern es erst, wenn sie sich vor dir fürchten. Ihr Blecken der Zähne, das scheinbare Lächeln, in Wirklichkeit eine Drohgebärde: »Ja, machen wir weiter, denn ich denke, die Entscheidung zur weiteren Behandlung wird leicht zu treffen sein, wenn der Verlauf erst mal besprochen ist.«

Nachname: Steindl. Vorname: Barbara. Geburt im Krankenhaus des Heiligen Geistes. Name der Mutter, Name des Vaters. Der erste Schrei nach fünfzehn Sekunden, leichtes Gelbfieber, Mutter nach Niederkunft drei Tage wegen Infektionsgefahr im Hause behalten; Einzelkind. Zärtlichkeitsgefühle unbeschreiblich. Taumel, Stuhl normal, Umriss unvergesslicher Glücksmomente: Absinken in Freude und sehr viele Antibiotika. Gut protokollierte Kontrollbesuche beim Kinderarzt; prächtige Entwicklung. Mit drei Jahren erneut reger Kontakt zu Ärzten wegen häufig geschwollener und geröteter Gelenke. Fröhlichkeit und Munterkeit des Kindes, das äußerst lebhaft und bewegt ist. Das Aufwachsen mit viel Blickkontakt und ständigen Zärtlichkeiten beider Eltern. Verliebt in den Sommer- und Winterhimmel. Augenarztbesuche führen zur Anschaffung einer Brille. Donnern durch eine fröhliche Kindheit. Der Vater, ein Lehrer, drängt zu Schulbesuch auf höherem Gymnasium. Entschlossen zu einem Leben in Freude und Helligkeit. Eine spät eingegangene Ehe, die keine Last ist, nur Freude. So ein schöner Mann! Späte Mutterschaft, ebenfalls ein Einzelkind, in jedwedem Sinn geliebt. Kraft und Bewusstsein, dass das tägliche Erleben des kindlichen Spiels ein Privileg ist. Wechsel des Augenarztes aufgrund seines Todes. Ab dem sechzigsten Lebensjahr häufig Übelkeit und Magenkrämpfe. Zwei Krebsarten, beide besiegt: Magen und natürlich die Brust. Lebensfroh bis weit in das siebzigste Lebensjahrzehnt hinein. Anschaffung eines Dackels. Ausgiebige Spaziergänge, immer noch verliebt in Sommerhimmel. Im Winter wird es schwerer, rauszugehen, die kalte Luft tut dem Ehemann nicht gut. Anwachsende Tortenliebhaberei, darum häufiger Streit anlässlich von Besuchen beim Kardiologen. Langsamer Abbau der Kräfte, manchmal tanzende Lichtflecke vor den Augen. Tod des Ehemannes. Danach Beginn von exzessivem Tagebuchschreiben. Irgendjemand wird schon lesen wollen, was ich damals mit dem Krebs durchlitten habe. Riesenfreude über Weihnachtsgeschenke der Tochter, die gesammelten Werke ihrer Lieblingsautorin, jedes Jahr drei der dreißig Bände, alles von »Letzte Chance für die Liebe« bis »Sehnsucht im Sommer«. Mit fünfundsiebzig zwei Zahnoperationen, danach künstliches Gebiss. Kurz vor dem achtzigsten Lebensjahr rascher körperlicher Abbau. Ein Satz, der sich in zahlreichen Einträgen in den Tagebüchern wiederfindet: »Ich war wieder krank, aber heute bin ich froh, so froh, das sage ich euch, dass ich noch viel froher sein könnte.«

Weisheit

Dir ist schon klar, wenn der Mensch im Mittelpunkt stehen soll, ist das Personal vierundzwanzig Stunden am Tag das ganze Jahr über gefordert, und dann bedenke bitte: Das Personal ist auch Mensch.

Der Tag dreiundzwanzig

Rückübernahme von Überwachungsstation (siehe Trans-
ferbrief). Geht gut. Krea und Elyte normal. Bei RL stabil.
Stuhl und Harn unauffällig. Kein Fieber.
    Kasparek, J.

»Tom Trattner?«
    »Ja.«
    »Oberarzt an der Abteilung der Inneren Medizin?«
    »Ja.«
    »Möchten Sie Ihre Sicht der Dinge mit uns teilen?«

Wer war eigentlich dieser Athani, dass er ihm alles erzählen sollte? Es war Tom nicht recht, sich hier rechtfertigen zu müssen – und freilich fühlte sich das ganze Konsil so an, nämlich als Zwang zur Rechtfertigung, obwohl die Fragestellung banal war. Aber gut, da die Dinge nicht gerade spektakulär waren, konnte er sie wohl auch einfach darstellen:

»Ich bin in der Sache von Doktorin Kasparek, das hat diese ja soeben selbst erzählt, an Tag drei des Krankenhausaufenthaltes der Patientin konsultiert worden, das passiert regelmäßig, ja, regelmäßig, man kennt das, ist grade niemand sonst im Haus, ruft man eben den Kollegen, der da ist, und Kasparek hat, nun ja, keine somatischen Beschwerden festgestellt, wollte die Patientin darum entlassen. Ich sah mir die Akte an, entdeckte, dass der Hausarzt der Patientin ein Bekannter von mir war, rief bei ihm an, Sie wissen sicher, Zusatzinfos von Niedergelassenen, immer gut. Das Gespräch bestätigte, dass die Patientin nicht zur Selbstversorgung fähig war, und darum, auch klar, war mir im Hinblick auf ihren unterernährten Zustand wichtig, sicherzustellen, dass sie in den nächsten Wochen Nahrung zu sich nahm. Doktorin Kasparek und ich, wir haben uns sicher eine halbe Stunde beraten, es gab keine Möglichkeit, Frau Steindl zu Hause zu versorgen, über die schlechte Pflegesituation zu Hause war der Hausarzt gut informiert. Die Tochter der Patientin kam täglich, allerdings nur stundenweise, da sie selbst arbeiten musste, das war zu berücksichtigen, zusätzlich hatte man eine Pflegekraft für Kurzbesuche angeheuert, die von der Patientin nicht angenommen wurde, man kennt auch das nur zu gut, die Frau verweigert die Essensannahme von Fremden, will nicht und will nicht, da kannst du nichts machen. Darum habe ich es als sinnvoll angesehen, sie angesichts ihres Zustands bei uns zu behalten.«

Er schwieg und wartete auf Nachfragen, sah zu Judit, die, ihren Kopf tief gebeugt, etwas in ein Büchlein notierte. Als ob sie ihn nicht einmal ansehen konnte. Was hatte sie gegen ihn? Er wusste ja, sie plante schon länger etwas, das ging seit Monaten so, vielleicht schon seit einem Jahr, diese sich steigernde Anspannung zwischen ihnen; je freundschaftlicher er ihr etwas zu erklären versuchte, umso grober wurde sie, begann immer öfter damit, ihn infrage zu stellen, seine Ratschläge zurückzuweisen, seine Erklärungen zu belächeln. Es hatte nicht mit dem Fall Steindl begonnen, aber seitdem verstärkte es sich. Als wollte sie ihm Angst machen, oder vielleicht auch, als wäre sie einfach nur maßlos gereizt, jedenfalls als wäre ihr das gute Verhältnis, das sie gehabt hatten, zu viel geworden. War das nur ihre Ungeduld mit ihm, zu hohe Erwartungen, die sie in ihn setzte? Enttäuschung? Wir sind doch gut miteinander gewesen, Judit, waren wir nicht sogar befreundet? Wie sollte er auf ihre Unverhältnismäßigkeit reagieren, auf ihre fordernde Stimme, die Äpfel mit Birnen verglich, immer vorwurfsvoll: Warum gilt für die etwas, das für alle anderen nicht gilt, erklär mir das mal? Wie kannst du da dahinterstehen? Das ist absurd. Tom! Lauter falsche Entscheidungsgrundlagen, hast nicht gerade *du* das immer gesagt?

Ja, ihren Vorwürfen war wenig entgegenzuhalten, und doch waren sie lächerlich, lauter Übertreibungen oder Verschiebungen.

»Wie sah die Belegung zu dem Zeitpunkt auf der Sonderklasse aus?«

»Unterbelegung.«

»Spielte das eine Rolle für Ihre Entscheidung?«

»Nur eine untergeordnete, nämlich insofern, als ausreichend Platz vorhanden war und ich deswegen dazu riet, Frau Steindl auf der Station zu halten, weil es gut ist, wenn die Betten belegt sind.«

»Ist dies eine gängige Strategie im Haus?«

»Eine notwendige, ja.«

»Sie sind gezwungen, Betten belegt zu halten?«

»Nicht gezwungen.«

»Sondern?«

Er gab sich Mühe, langsam und verständlich zu sprechen: »Es liegt nahe, vor allem, wenn es im Sinne der Patientin ist. In diesem Fall war die Sachlage klar. Frau Steindl musste unbedingt wieder aufgebaut werden. Das meinten sowohl der Hausarzt als auch Doktor Kasparek. Die Patientin war schwach, stark untergewichtig und klagte, wie mir berichtet wurde, über Schmerzen.«

»Wie Ihnen berichtet wurde, sagen Sie – Sie haben die Patientin nicht selbst untersucht?«

»Nein, bis zur Konsultation mit Doktor Kasparek habe ich die Patientin nicht gesehen. Der erste Kontakt fand erst einen Tag danach statt, und ich konnte mich von der Wahrhaftigkeit dieser Berichte überzeugen. Die Patientin war sehr schwach.«

Toms Blick wanderte zwischen Judit und dem Protokollführer hin und her, die sich ein Wettrennen dabei geliefert hatten, alles, was er sagte, zu notieren.

Die Unterbrechung

Kurzes Schweigen trat ein, als die Tür aufging und Kommerasch den Raum betrat. Nachdem er seinen Platz eingenommen hatte, murmelte er: »Weitermachen, weitermachen«, woraufhin Athani, sich die Augen reibend, ebenfalls murmelte: »Nächstes Mal klopfen Sie bitte an.«

»Sie haben Konsultationen vorgenommen, ohne die Patientin gesehen zu haben?«

»Na, wie denn sonst. Eine typische Konsultation nach Dienstschluss, Sie wissen doch sicher, dass wir ständig unterbesetzt sind; ist ja kein Geheimnis. Ich bin einer der letzten Fachärzte, der hier noch voll und fest angestellt ist; die meisten fluktuieren nach Bedarf im gesamten Verbundsystem. Ist das vielleicht meine Schuld? Und ja, so ist es, ich nahm mir auf Wunsch von Doktorin Kasparek in meiner Freizeit, ich betone, Freizeit, extra Zeit, um das Telefonat mit dem Hausarzt und die Konsultation zu erledigen, natürlich war am nächsten Tag das Erste, was ich tat, die Patientin persönlich aufzusuchen, wie so oft, und ich vertraute der Krankenakte und den Berichten von Doktorin Kasparek im Übrigen voll und ganz. Es gab wie angenommen keinen Grund, nachträglich etwas hinsichtlich der Behandlung zu korrigieren, auch aus heutiger Sicht nicht, ja gerade aus heutiger Sicht am allerwenigsten, und, lassen Sie mich das hinzufügen, ich kenne Doktorin Kasparek als fleißige und engagierte Ärztin, als vorbildliche Leiterin ihrer Station, eine der Besten an unserem Haus. Wir zwei müssen uns auch nicht in allem einig sein, trotzdem müssen wir das meiste gemeinsam entscheiden, und das ist hier Schritt auf Tritt passiert.«

Sie, die frühere Freundin, die Vertraute, sah hoch. Er erinnerte ihre Hand, die ihn damals am Arm gepackt hatte. Er war vor dem Lift gestanden, im Anorak, durch den er den Druck ihrer Finger gespürt hatte, während er in ihr verzogenes Gesicht schaute, sich sofort entschuldigend: »Hey, ich kann nicht, ich bin schon weg, geht das nicht morgen?«, aber da war wieder ihre fordernde Stimme: »Nein, ich kann das nicht alleine beurteilen, die Patientin ist seltsam, sie hat einerseits nichts und ist doch zu schwach, um entlassen zu werden!«

»Wäre es nicht besser gewesen, die Patientin zu sehen, bevor Sie Ratschläge gaben?«

Verkneife dir jeden Kommentar über den Alltag als die im Mustermodell wegretuschierte Schattenseite des Systems, sie wollen es nicht hören. – Würden sie sonst so dümmlich fragen?

»Zum damaligen Zeitpunkt erschien es nicht notwendig. Es war ja keine lebensbedrohliche Situation, und ich vertraue ganz grundsätzlich den Einschätzungen meiner Kollegin vollkommen.«

Jetzt veränderte sich Judits Blick. War das ein Lächeln, ein erleichtertes, vielleicht nachsichtiges, das auf ihrem Gesicht erschien, bevor sie den Kopf senkte?

Nein, es war kein Lächeln gewesen, sondern eine Fratze. Sie senkte den Kopf, schrieb etwas nieder. Als wollte sie es nicht wahrhaben – all die gemeinsamen Beschlüsse, die Konsultationen, als wollte sie seine Versuche, sie zu verstehen und sich ihr zugleich verständlich zu machen, wegwischen, und damit die Jahre der Ausbildungszeit, seine Geduld mit ihr, sein Investment in sie, seine Loyalität, wenn sie Fehler gemacht hatte.

Er schaute zu Jovo.

Der kann mich auch nicht mehr leiden und ich weiß nicht mal weshalb. Habe ich eine Übertretung gemacht, ihn berührt, bei einem unserer Gespräche? Sicher nicht, ich greif keinen an im Haus, na, außer Cveto, aber das ist was anderes, der hat mich angegriffen, und außerdem bitte schön: Sie sollen mich in Ruhe lassen, so wie ich sie in Ruhe lasse. Ach, Jovo, der schaut genauso wie Judit, sie schauen – und schon will man weg. Ich muss hier fertig werden, endlich Schluss machen mit dem ganzen Theater:

»In den weiteren Wochen hatte ich wenig mit der Patientin zu tun, eine Visite, vielleicht zwei, soweit ich mich erinnere; Mir war aber bekannt, dass sie sich erholte, dass sie stabil war und dass die Therapien gut griffen.«

Die zweite Unterbrechung

Die Tür öffnete sich ein weiteres Mal. Cveto und Irina traten herein, beide in Arbeitsgewand, noch nicht für die Freizeit umgezogen.

»Guten Tag, guten Tag«, flüsterte Irina.

»Darf man zuhören? Betrifft uns ja auch«, grinste Cveto in Richtung Athani, während er sich an einen Tisch neben der Eingangstür setzte.

Dann murmelte er hintendrein: »Da sagt niemand nein und niemand ja.«

Plastikhandschuhe

Es gibt Menschen in einem Krankenhaus, die alle anderen kennen, ohne selbst gekannt zu werden. Menschen, die alles erfahren, ohne etwas erzählt zu bekommen. Die alles wissen, ohne es jemals weiterzusagen.

Solch ein Mensch war Irina.

Ihr Arbeitsraum war die gesamte Klinik, und daraus speiste sich ihr alltägliches Allwissen, nämlich ein aus ihren Gewohnheiten und der Monotonie ihrer Arbeit abgeleitetes. Diese Arbeit, die zwar unauffällig war, mehr noch: unsichtbar, da sie vor allem frühmorgens, zuweilen auch spätabends erledigt wurde, umfasste jeden Quadratzentimeter der Klinik. Sie war aufgebaut auf Tätigkeiten und Gesten, deren Ergebnis immer das Gleiche gewährleistete: den ursprünglichen Zustand des Hauses wiederherzustellen. Hinter dieser sich im Kreis drehenden Arbeit, die sich aus ständig wiederholten Bewegungen zusammensetzte, war das Wissen über alles und jedes zu finden. Den Spiegel wischen, keine Schlieren hinterlassen, zuerst die Klobrille, dann die Muschel desinfizieren, Seifenspender durchspülen, kontrollieren, ob sie funktionieren, Handtücher zusammenrollen, im Schrank überprüfen, ob genügend frische vorhanden sind, die nassen und schmutzigen in den Putzwagen werfen. Das Geräusch der Polster ertragen, wenn man auf sie einschlägt, um ihnen die Form zurückzugeben, nachdem jemand lange auf ihnen gelegen ist. Das Bettzeug abziehen, es in den Schiebewagen legen, neue Leintücher und Decken über die Matratze ziehen. Die Wahrheit kennt keine Scham, sie steckt in jedem Stückchen Staub. Zu den Plastikvasen treten, die alten, verwelkten Blumen wegwerfen, die Lichtschalter und Türklinken besonders sorgfältig bearbeiten, da greift immer wer drauf. Den Putzwagen durch die Gänge schieben, in den Lift, über weitere Gänge, durch Türen hindurch, immer durcheinanderkommend, weil einige dieser Türen sich nicht öffnen lassen, ich könnte schwören, das Zimmer war letzte Woche noch zugänglich, sei's drum, pardon, pardon, sich entschuldigen für die eigene Anwesenheit, man störte zumeist, die Kranken schauen weg, sind benommen, weil man in ihre Ruhe oder in ihren Schlaf einbricht. Darum immer flüsternd sprechen, verzeihen Sie, ich muss sauber-machen, den Wagen hin und her schiebend, saugend, wi-schend, die Kunststoffböden vor Augen, nicht aufsehen, kein Blickkontakt, sonst will jemand mit dir reden. Unter dem blauen Putzgewand kratzt das Blumenkleid. Unter dem Kopftuch kleben die Haare. Unter den Nägeln kitzelt die Haut. Du erfährst jede Entwicklung, jede Genesung, je-den Rückfall. Du siehst, wer welche Tabletten genommen und wer sie liegen gelassen oder am Boden verstreut hat. Du lernst weiterzutun. Putzwagen in den Keller bringen, von wo eine Transportfirma sie in die Wäscherei verfrach-ten wird, in einen Vorort.

Irina hatte Zeiten erlebt, als diese Wäscherei noch intern war. Freilich war auch das kein Vergnügen gewesen: starke Frauen, die in den Maschinenräumen werkten, im künstli-chen Licht, manchmal fröhlich, immer verschwitzt, Höhe-punkt ihres Arbeitslebens die Gruppentreffen in einem Kel-lerraum mit dem Namen »Küche Textil«, den er so gar nicht verdiente. Dort waren zwei, drei Geräte aufgestellt, das gan-ze Zimmer ein falsches Abziehbild für das, was Küchen sein könnten, nämlich geräumige Orte des Feierns, samt Speise-kammern voller Flaschen, Körbe und Töpfe, alles dort Ge-hortete umarmt vom Geruch nach Kaffee und Basilikum. In dieser Textil-Kellerküche aber keine Spur davon; selbst das Jausenbrot aß man dort mit Handschuhen; was, Obstfliegen, hättest du wohl gern!

Die Wäscherinnen kannten dich, Irina, freuten sich, dich zu sehen, wollten plaudern, aber du hattest ihnen nichts zu sagen. Einen harten Job hatten die, ganz ohne Tageslicht, Handtücher am Förderband, in Kilos gemessen, alle neunzig Sekunden ein Sack, aus dem zwanzig bis dreißig einzelne Stücke herauszuholen sind; rein und raus, die Maschine tost weiter. Am Förderband dann das Sortieren, das Einrollen, das Aufhängen. In dieser Wäscherei arbeitete, wer nichts anderes fand; und selbst diese Unglücklichen versuchten bloß wegzukommen.

Irina hatte die alte Wäscherei im Keller der Klinik jedenfalls immer gefürchtet, sie war laut und heiß, eine Arbeitshölle, darum bedauerte sie kein bisschen, dass man sie ausgegliedert hatte. Aber als es so weit kam, verstand sie eine Sache sehr gut: Ihre Anstellung war reines Glück und würde vielleicht nicht lange halten, bald wäre auch mit den Festverträgen in der Reinigung Schluss; Hygiene als Abwärtstrend, hatte die Gewerkschaft geschrieben.

Es ist nur ein Zufall, dass sie dich noch nicht entlassen und jemanden extern angestellt haben, der dann die Hälfte kostet. Ist ja Nestani auch passiert, und Gerta, und Joyce. Waren alle mal angestellt und sind jetzt *Freie*, wie sie sagen. Gerta mit ihren drei Töchtern, die mitputzen müssen, weil sie es bei den Flächenvorgaben im Rehazentrum nicht in der kurzen Zeit, für die sie eingeteilt ist, schafft. Joyce, die nur am Wochenende, dafür aber zwölf Stunden durchgehend arbeitet, immer in Großküchen von Restaurants – und nur abends und nachts. Und Nestani, die in einem privaten Fitnesscenter putzt, auch nur abends, nur nachts, Kabinen, Trainingsräume, Toiletten, allein mit den Schatten der Riesengeräte und dem Surren der Lüftung. Viel weniger als Joyce kriegt sie dort, dafür aber eine Gratismitgliedschaft im Klub, die sie ihrem Sohn überschrieben hat, weil sie tagsüber ohnehin schläft.

Sei froh über das Wenige, das du hast. Das Haus entlässt dich schon noch, aber erst wenn es will, keine Sekunde früher oder später, gefragt wirst du nicht, ach Irina, du weißt doch: Greife nicht nach den Sternen.

Eine Vorgeschichte

Die Tochter hatte mehrfach in der Woche zuvor versucht, eine Ärztin oder einen Arzt abzufangen, um sämtliche Kräfte des Hauses für ihre Mutter zu mobilisieren, aber wenn sie dann zu reden begann, blieb es bei diesen wenigen Sätzen:

»Sie ist unsagbar weich.« –
»Es gibt keine schlechten Tage mit ihr.« –
»Was soll ich noch sagen?« –
»Unsagbar weich, wirklich.« –
»Nicht ein einziger schlechter Tag.«

Cveto würde zwinkern, sobald sich ihre Blicke auch nur kurz kreuzten, darum schaute Tom woandershin und redete unbeeindruckt weiter, führte geradlinig aus, dass er erst Wochen nach dem ersten Zusammentreffen mit Kasparek wieder auf die Steindl aufmerksam gemacht worden war, weil man ihn für eine weitere dringende Konsultation auf die Sonderklasse geholt hatte, nachdem die Patientin kollabiert war. Er referierte in aller Kürze, was er davon in Erinnerung behalten hatte, und stellte dann noch einmal fest, in der Diskussion um die Frage nach der Behandlung sei er heute weiterhin anderer Ansicht als seine Kollegin. Nüchterner konnte man eine Opposition kaum formulieren, und er sicherte sich noch mit Verweis auf die Anästhesistin ab: »Ich ging in dieser Frage mit Asja Iljin d'accord, Leiterin der interdisziplinären Intensivstation im Haus, eine Expertin und ausgezeichnete Ärztin mit langjähriger Erfahrung.«

Asja reagierte nicht auf sein Kompliment, sie hatte es vielleicht nicht mal gehört, das interessierte ihn aber kaum in dem Moment, denn er begann schon wieder heftig zu schwitzen, so sehr freute ihn der Anblick von Cveto. War er für ihn gekommen, hoffte er auf die gemeinsame Kaffeepause, oder wollte er sich nur diese »supergeile Shitshow« anschauen, wie er das Ethikkonsil vorgestern genannt hatte?

Tom hätte zwar viel zur Sache Steindl hinzufügen können, aber er sparte es aus. Nicht hier, nicht jetzt, schon gar nicht, wenn Cveto hier war. Das Schwerste ist es, die eigenen Niederlagen zu akzeptieren. Es kann niemand gut damit leben, zwar das Beste getan, aber nicht das Beste erreicht zu haben. Er hätte provokante Fragen aufwerfen können, nach Allmacht und Allwissen, aber war das nicht lächerlich, wo es nur um Angemessenheit ging, um Umsetzung, Notwendig-keit? Das Konsil war nicht der Ort dafür, obwohl Judit sich wünschte, dass es das werden könnte. Außerdem, es gab keine Antwort, es gab nur die Frage selbst: Wie erkenne ich den äußersten Punkt, der bedeutet: Es ist gegenstandslos, was ich tue, es wird nicht gut enden, ich zögere nur hinaus, ich quäle –

»Doktorin Iljin und ich hielten die Überstellung auf die Intensivstation zunächst für eine nicht angemessene Re-aktion, denn man muss auch die Situation dort bedenken.«
    »Ich verstehe.«
    »Die starke Auslastung, die hohen Kosten, den hohen Personalaufwand, den die Intensivpatienten für uns be-deuten. Wir haben nur eine Handvoll internistischer Betten dort, das muss man im Gesamten verstehen. Ich sehe au-ßerdem eine Operation für Frau Steindl weiterhin als nicht zielführend an angesichts des Alters und des Verlaufs der Krankengeschichte –«
    »Herr Oberarzt?«
    »Ja?«
    »Herr Oberarzt, wir danken.«
    »Ich verstehe.«
    »Für Ihre wertvollen Einschätzungen.«
    »Gerne.«
    »Und vielen Dank.«
    »In Ordnung.«

Das Fossil

Athani war das faszinierende Fossil einer vergangenen Epoche, er war Zeuge und Kenner, verwachsen mit seinem Beruf, er wirkte als Wunder, hatte alles gesehen und wusste genau, was er wollte: einfach nur helfen.

»Tonja Lukitsch, Sie sind seit über zehn Jahren an diesem Krankenhaus angestellt, derzeit Bereichsleiterin der Pflege auf der Sonderklasse. Wie stellt sich die Krankengeschichte von Frau Steindl aus Ihrer Sicht dar?«

»Alles ganz klassisch, wirklich, wie also die Patientin auch ganz klassisch ist, die an einem Wochenende eingeliefert worden ist, ich habe sie am Montag erst reingekriegt, sprich dritter Aufenthaltstag, und sie war dann fünf Tage bei mir auf der Station. Seitens der Pflege auch klassisches Hauptaugenmerk, wie sowieso immer, also physikalische Therapie und Einhaltung Diätplan und Fortführung Schmerztherapie; wo mir dann deswegen in der ersten Woche als richtig, richtig negativ aufgefallen ist, dass bei der alten Frau zu viele Flüssigkeitsgaben vorgesehen waren. Habe dann gefragt, schon nach zwei Tagen Betreuung, und zwar mehrere Beteiligte habe ich gefragt, ob man die Infusionen nicht stoppen sollte, und tags darauf, wirklich noch mal tags drauf, war dann der Donnerstag, da stellte ich bei einer Besprechung genau diese Frage, und die ist bitte schön protokollarisch festgehalten, warum wir bei der alten Frau immer mehr und mehr zuführen, na gut, Sie wissen, jedenfalls, bei dieser Besprechung war Primar Kommerasch ganz klar dagegen und hat gemeint, sonst steigt die Sonderklasse wieder aus.«

»Sie meinen?«

»Na, na, na, liegt eine Patientin stationär, hat die private Krankenkasse, weiß man ja, eigene Regeln: Kriegt jemand Medikamente nur zum Schlucken, steigt sie aus, also muss man etwas über die Vene verabreichen, sprich, kann auch einfach Wasser sein, und darum waren die Infusionen meiner Meinung nach eben nicht dringend notwendig, sondern sind nur verschrieben worden, weil sie abrechenbar sind.«

»Das haben Sie argumentiert bei der Besprechung?«

»Nein.«

»Nein?«

»Ich habe nur gefragt, ob man nicht die Infusionen stoppen sollte. Weil hey, so etwas musst du nicht aussprechen, so etwas weiß jeder, na, wie wohl – alte Dame, meistens schwaches Herz und schwache Niere, dann noch dazu unterernährt, bitte schön, da schaffen die meisten die Infusionen nicht mehr, weil wenn unterernährt, zu wenig Eiweiß, wo die Niere und das Herz schlecht sind, geht das Wasser ins Gewebe, und dann werden die Alten immer aufgedunsener, sind nicht mehr stechbar, und wir plagen uns mit den Zugängen bei viel zu vielen Blutabnahmen, Sie wissen schon.«

»Wie wurde Ihr Einwand angenommen?«

»Wie gesagt, gar nicht angenommen, der Primar hat nur gemeint, ist irrelevant, die Patientin unterernährt und dehydriert, das hat für ihn Priorität.«

Der namentlich Genannte stieß ein Kichern aus, leise genug, dass es sich innerhalb der Grenzen des Zumutbaren bewegte, denn der Mann war für offenen Zynismus zu feige, aber Tonja fühlte sofortige Hitze in sich aufsteigen, in der all die Sätze aufgehoben blieben, die sie ihm entgegenschmettern wollte. Trotzdem fügte sie nichts von alledem hinzu, was sie sich vorgenommen hatte zu sagen. Es war klar, dass das nur zu ihrem Nachteil gewesen wäre. Ihre Meinung zählte nicht. Nicht für ihn. Auch für sonst niemanden. Nicht einmal für Tom, der wenigstens regelmäßig danach fragte. Vielleicht für Judit, aber die konnte dann selbst kaum etwas ändern. Tonja wusste, was die meisten im Raum dachten: Unsere Lukitsch. Wieder einmal grantig.

Ihr war bewusst, dass sie den Anspruch auf Mitsprache nur theoretisch hatte, und dass alle Entscheidungen ohne sie gefällt wurden. Ihr war nur ebenso bewusst, dass sie diese Entscheidungen dann mitzutragen, die Folgen mitzuverantworten hatte. Wie oft hatte sie wie jetzt nur die halbe Wahrheit gesagt. Ihre Feigheit war Spiegel für die Feigheit der anderen, aus der sich das verdrängte Schuldbewusstsein speiste, das in diesem obszönen Kichern des Primars aufgehoben war, ein Signal, eine Warnung, auch an sie: Dieses System ist meines, nicht deines, du bist hier nur geduldet. In Tonja lauerte Spannung, die sich in der Stille der Blicke auf alles um sie herum übertrug. Dieser Moment hätte ein wichtiger sein können, einer, in dem etwas zur Sprache kam. Aber da blieb nur der angestaute Protest. Wie lange bereitete sich dieser andere, befreiende Moment in ihr vor, und warum ereignete er sich nicht? Welche ihrer Ängste hielt sie diesmal zurück?

»Und weiter?«

»Eigentlich niemand unterstützte da meinen Einwand, weswegen ich ihn protokollarisch habe festhalten lassen und auch hinzufügen in der Krankenakte, denn ich kenne solche Geschichten, bin seit vierzehn Jahren im Dienst.«

»Und mit der Patientin, wie ging es da weiter?«

»Viel Kontakt, weiter ging es mit viel Kontakt, das ist mein Alltag, darum habe ich jede Verbesserung oder Verschlechterung sofort mitbekommen.«

»Die da wären?«

»Die immer schlechtere Venensituation, das hat meine Zweifel bestätigt, dass das mit den Infusionen schlecht läuft, aber wieder einmal waren meine Warnungen für nichts und wieder nichts, und es wurde immer schlimmer.«

»Schlimmer weshalb?«

»Nach zwei Wochen Aufpäppeln geht es endlich bergauf, dann Nierenversagen, wir schaffen das schon, weiter und weiter, immer aufpäppeln, aufpäppeln, aufpäppeln, und dann, Sie wissen schon, kommt es, wie es kommen muss.

»Sie meinen?«

»Na was schon, der Kollaps.«

Subjektiv geht es sehr gut, bis auf Schmerzspitzen. Adaption der Schmerztherapie. Heute schon mit Physiotherapie Rad gefahren. Werte stabil. Euvolämie, insgesamt Gewichtszunahme seit Aufnahme +5 kg. DK ex. Rehab beantragt, EM eingeschaltet wegen Pflegegelderhöhung und Klärung der Hilfen für zu Hause. Entlassungskurs.

Kasparek, J.

Sechs Ängste

Die sechs Ängste, deretwegen Tonja selten aussprach, was sie dachte, waren:

Die Angst, zu stocken, nicht weiterreden zu können und dann unterbrochen zu werden.

Die Angst, nicht verstanden zu werden.

Die Angst, ausgelacht zu werden.

Die Angst, falsch zu liegen.

Die Angst, ihr Team zu beschämen, allen voran die Jungen, für die sie als Schutzschild fungierte.

Die Angst, ihren Job zu verlieren.

Die kurze Auskunft

Man hatte Irina aus Höflichkeit zum Konsil eingeladen, und auch nur, weil Judit darauf bestanden hatte, im Glauben, das werde ein Moment des Triumphs für die Frau. Sie, die Putzkraft als Lebensretterin:

»Hör mal, sie kann nicht viel dazu sagen.«

»Sie muss aber dabei sein!«

Obwohl also die Sache als rein symbolisch angedacht gewesen war, hieß es nun plötzlich: »Geben Sie bitte Auskunft!«, denn Athani hatte im Bruchteil der Sekunde, als er die Frau den Raum betreten sah, beschlossen, die ohnehin Anwesende auf ihre Sicht der Dinge anzusprechen.

Irinas Verwunderung darüber war enorm, wie sie schon enorm gewesen war, als ihr Tagesablauf durch die frühmorgendliche Aufforderung unterbrochen wurde, zu einem ärztlichen Ethikkonsil gehen zu müssen. Sie verstand nur so viel: Man hatte sie herbeigeholt, weil sie am Vortag im Frühdienst, die Handschuhe schon an, den Wagen hinter sich herziehend, in das Zimmer einer Patientin gekommen war, die sie nicht wirklich kannte, wie sie ja überhaupt keine Patienten kannte, weil sie zwar immer grüßte, allerdings nicht zu den Kranken hin, sondern mit zu Boden gesenktem Blick. Was gab es da weiter zu erzählen? Interessierte man sich für die Einzelheiten? Die Tatsache etwa, dass die Tür vom Krankenzimmer zum Bad geklemmt hatte, sich kaum bewegen ließ, weswegen sie, Irina, bevor sie gegen den schweren Widerstand die Tür aufschieben konnte, bereits erahnte, dass etwas am Boden die Tür blockierte, und noch in jenem Moment erriet, was es war: nämlich die Steindl, gekrümmt auf den Fliesen. Niemand hatte den Kollaps bemerkt, einer der Nachteile eines Einzelzimmers der Sonderklasse. Es war früh, kaum wer im Haus, die Pflege kurz vor der Übergabe an den Tagdienst.

Irina kniete sich zur Steindl – in der Seitentasche ihres Arbeitskleides knisterte das Papier des Butterbrots, das sie soeben noch gefrühstückt hatte – und hatte Angst. Der Tod begegnete ihr zwar alltäglich als Leere eines Bettes, in dem am Vortag jemand gelegen war; oder als übrig gebliebene Taschentücher, die sie von den Beistelltischchen nahm und wegschmiss, genau wie die unnütz gewordene Zahnbürste neben dem Spiegel oder die Tausenden Nelken, Hyazinthen, Lilien und Rosen, die sie verwelkt aus den standardisierten Vasen holte, zerdrückte und sorgsam entfernte. Das alles war aber nicht so schwer zu ertragen. Viel mehr fürchtete sie das Erstarren der Lebenden im Todeskampf, ein entsetzliches Bild, das man nur selten zu sehen bekam: der Körper und das Gesicht, beide verzerrt. Und gerade so lag jetzt die Steindl da, nur eben erstaunlicherweise: nicht tot. Ihre offenen Augen schienen zu rotieren, sie wimmerte, plapperte vor sich hin, Irina verstand nicht, was sie ihr zu sagen versuchte. An so etwas erinnert man sich äußerst ungern, es verfolgt einen sogar, und darum will man erst recht nicht zu viel darüber reden.

Und so brauchte Irina nur wenige Sekunden, um mit konzentriertem Gesichtsausdruck, während ihre Finger über den Tisch kratzten, mit zu Athani gewandtem Gesicht in diesem Besprechungszimmer, das sie als abstoßend, staubig und schrecklich überhitzt empfand, zu sagen, was sie zu sagen hatte:

»Habe geputzt.« –
　　»Tür ging nicht auf.« –
　　»Frau lag auf dem Boden.« –
　　»Ich habe geschrien.« –
　　»Habe Hilfe geholt.« –
　　»Möge sie leben.«

Der Tag sechsunddreißig

Keine Beschwerden, geht gut. Akutgeriatrie derzeit noch keine Valenzen. Entlassung Anfang nächster Woche, wenn möglich, geplant.

    Buttinger, S.

Jovo schien unter dem Eindruck der wenigen Halbsätze zu stehen, die Irina zu Protokoll gegeben hatte, bevor sie mit mehreren entschuldigenden Gesten den Raum verlassen hatte –

»Habe zu tun.« –

»Kann leider nicht bleiben.« –

»Muss weiterarbeiten.« –

»Verzeihen Sie mir.« –

»Für das hier werde ich nicht bezahlt.« –

»Wirklich, möge sie leben!«

Auch das war also Jovo: ein Mensch, der von seiner Vorrednerin so leicht aus der Fassung zu bringen, so leicht zu erregen war, dass er der Putzfrau sekundenlang stumm hinterhersah, nachdem die Tür sich hinter ihr geschlossen hatte, während seine Unterlippe zitterte. Er fühlte die anderen zu stark, das wusste Judit längst. Und als er dann doch mit minutenlanger Verspätung endlich zu berichten begann, redete er sprunghaft und schnell, mal lauter, mal leiser, jedenfalls wie zu sich selbst. Weder von Athani noch von den Blicken der anderen ließ er sich unterbrechen, sah reichlich verloren aus, während er *in einem durch* redete, er schien es wichtig zu finden, die Sache rasch hinter sich zu bringen, und alles an ihm, seine Bewegungen, die Haltung seines Kopfes verstärkten diesen Eindruck, auch seine Muskeln an den Oberarmen, wenn er sie hob, um sich an die Schläfen oder ins Haar zu greifen, die weißen Knöchel an den Fingern, wie Kreidezeichnungen unter seiner Haut, oder das Schlüsselbein, stark hervortretend, wenn er den Kopf reckte.

Immer wieder leitete er einen Gedankengang auf die gleiche Art und Weise ein: »Die Patientin war nicht krank, sie war am Verhungern«, und jedes Mal, wenn Judit diesen Satz aus seinem Mund hörte, zuckte sie zusammen. Was heißt bitte schön: *am Verhungern*? Man sagt *unterernährt*. Solch ein laienhaftes, wortwörtliches Sprechen war sie kaum noch gewohnt. Die Welten, in denen sie sich bewegte, waren nicht nur eine Anpassung an vorgegebene Schemata bei Therapien, sondern ebenso eine Anpassung an vorgegebenes Vokabular. Und Jovos sprachliches Verweigern jeder Professionalität wurde ihr mit jedem neuen Anlauf unangenehmer, sie begann sich für ihn zu schämen, was wiederum dazu führte, dass sie sich vor sich selbst für ihre herablassenden Gefühle ekelte. Insgesamt unterschied sich, was er berichtete, aber nicht von dem, was schon Tonja gesagt hatte, er verfing sich wie seine Kollegin in Wiederholungen: »Die Patientin braucht nicht jeden Tag Flüssigkeitszufuhr!«, formulierte vieles zwar weniger anklagend: »Das hätte man anders lösen können«, aber das meiste deckte sich mit bereits getätigten Aussagen: »Ich habe mich gefragt, warum wir den Zugang am Hals so lange lassen.«

Je länger sie ihm zuhörte, umso stärker wurde ihre Scham, jede seiner Wiederholungen kam ihr übertrieben und lächerlich vor, und zugleich wuchs ihre Hoffnung, er würde endlich etwas sagen, das mit ihr zu tun hätte, ein beiläufiges Wort zu etwas anderem als dem Stechen und Spritzen, dem Anbringen und Entfernen von Infusionsflaschen, den Blutabnahmen und Fiebermessungen, ja, endlich also etwas, das sie als Postskriptum zu den größeren Fragen hätte auffassen und in der Kaffeepause dann als Anlass dazu hätte nehmen können, mit ihm über wichtigere Dinge zu reden.

Nämlich: Was denkst du darüber –

Wie siehst du das wirklich –

Was ist nun mit deiner Unterschrift auf dem Schreiben –

Ja, genau –

Das Alarmpapier –
Das du nicht einmal durchlesen wolltest?

Der nächste Knall (diesmal eine Tür)

»Mara Holub, ich frage Sie ganz direkt – welche Chancen hat Frau Steindl bezüglich Rehabilitation nach einer schweren Operation? Wie sehen Sie ihren Gesamtzustand, gemessen an den Entwicklungen der letzten Wochen?«

»Gut.«

»Gut?«

»Sehr gut.«

»Sogar sehr gut?«

»Ich habe schon Patienten gesehen, die schlechter beisammen waren und das gut übertaucht haben, Barbara Steindl hat die Trainingsaufgaben voll erfüllt, muskulär guter Zustand, angeregter Appetit, bessere Schmerzwahrnehmung. In den letzten Wochen hat sie kaum über Beschwerden geklagt, was sicher mit der Gewichtszunahme zusammenhängt, und vor drei Tagen, bei meinem letzten Besuch, war ein für ihr Alter ausgezeichneter Allgemeinzustand festzustellen. Ich sehe also keinen Grund, nicht auf einen positiven Effekt der Operation zu hoffen.«

Maras Worte fielen in eine Stille, die sie zunächst für Gleichgültigkeit hielt. Sie hatte bislang nur abgewartet, bis sie an die Reihe kam, und kaum zugehört, was die anderen sagten. Man zog sie nie zu solchen Ethikkonsilen hinzu, sie war verwirrt, dass sie diesmal auf der Liste gelandet war. Auch die Befragung der Putzfrau war ihr merkwürdig erschienen, und bei den Berichten der Kolleginnen und Kollegen hatte sie nur in ihrem Telefon umhergeklickt. Erzählten doch alle mehr oder weniger das Gleiche! Sie interessierte sich außerdem generell nicht für Herumsitzerei und Diskussionen, sondern für Körper und ihre Bewegungen – und waren nicht ohnehin zu viele Beteiligte für einen derart alltäglichen Fall zum Konsil eingeladen? Warum sollte sie bei dieser nervenaufreibenden Sitzung aktiv dabei sein, wenn ihre Aussagen ohnehin nur festgehalten und dann ignoriert werden würden.

Jetzt musste sie ganz im Gegenteil feststellen, dass die vorherrschende Stille nicht Gleichgültigkeit war, sondern Anspannung und Aufmerksamkeit, dass man mit stummen, auf sie gerichteten Augen an ihren Lippen klebte, und dass jeder im Raum, der Primar, der Oberarzt, die Assistenz, die Fachärztin, Pflegerin und Pfleger nicht nur überaus interessiert an ihr waren, sondern nun auch allesamt von ihrer Aussage überrascht.

Konnte denn hier niemand lüften?

»Danke, Frau Holub.«

»Darf ich jetzt gehen, Patienten warten?«

»Sie können jederzeit gehen.«

»Gut.«

»Niemand hält Sie fest.«

»Ich verstehe.«

»Wir sind alle freiwillig hier.«

Die implizite Aufforderung zum Bleiben bewog sie erst recht, aufzustehen. Sagt einer *freiwillig*, meint er doch nur *gratis*! Begleitet von den Blicken und vereinzeltem Kopfschütteln ging sie zur Tür und riss sie auf. Operieren und Schluss, dachte sie, was gibt es da zu diskutieren. Die Frau ging aufrecht und hat sich regelmäßig vor Lachen in die Hosen gemacht.

Wie ein Stoß in den Magen rammte sie, als die Tür hinter ihr zuknallte, eine Welle von sich wiederholenden Bildern der Steindl. Die Erinnerung ist ein Bastard, sie holt dich ein und hält dich fest. Was ist das denn? Sie fühlte das Vibrieren und Zucken unter der Haut der alten Frau, entspannen Sie sich, legen Sie den Kopf auf das Kissen, halten Sie meine

Hand, sehen Sie mich an, ich bin hier, Sie sind hier, Brodeln im Bauch, Sie haben gut gegessen, vergessen Sie Ihren Körper nicht, er verdaut, er will leben, Schwanken und Zittern, das ist gut, er ist müde, sie haben ihm geholfen, die Gesetze von Zeit und Raum zu nutzen, Gesetze, die ihm helfen, Sie nicht im Stich zu lassen, wie auch ich Sie nicht im Stich lasse. Noch vor ein paar Wochen konnten Sie nicht schlafen vor Schmerzen, und heute haben Sie mit mir drei Schritte getanzt. Schließen Sie die Augen. Erinnern Sie sich, dass wir von Energie gesprochen haben? Sie selbst sind die Energie.

Vom Erinnerungsschwall benommen, blieb Mara einige Sekunden lang stehen, es fielen ihr immer mehr Erfolgsmomente mit der Steindl ein: ihr in Lachen zerfließendes Gesicht, als sie Pudding aß, das begeisterte Klatschen, als sie erstmals aus dem Bett aufstehen konnte, der Stolz, als sie zweimal bei einer Gymnastikübung wieder springen konnte, nicht gerade hoch, aber doch den Naturgesetzen trotzend. Schock und Euphorie für Sekunden, in denen diese Momente zu einem verschmolzen. Frau Steindl als ein Experiment, dachte Mara, auf die Tür blickend, die sich so laut hinter ihr geschlossen hatte, Frau Steindl als ein physikalisches Ereignis.

Bislang war die alte Frau – wie jeder Mensch, den sie betreute – für sie nur ein Bündel an Plänen gewesen, ein zu erreichendes Ergebnis von Selbstmotivationen, ein Körper, der wie jeder andere Körper ein Sammelpunkt immerwährend neuer Möglichkeiten blieb. Im Sitzen, im Stehen, im Liegen, im Gehen. Das Ziel: kräftigere Beinmuskulatur. Spannen Sie an und halten Sie fest, langsam, langsam, Bein nach vorne, bis Sie eine Dehnung spüren. Das Ziel: größere Ausdauer. Halten, dann wieder entspannen. Die Übung fünfmal wiederholen. Nehmen Sie sich ausreichend Zeit dafür. Atmen Sie tief ein und tief aus. Ein guter Start in ein neues Leben voller Bewegung. Der Oberkörper bleibt aufrecht. Auf dem Rücken, dem Boden, im Bett, auf dem Stuhl, der Matratze. Das Ziel: Gelenke beweglich zu halten. Beugen Sie den Arm. Strecken Sie ihn. Mit einem Kissen unter dem Kopf ist es bequemer. Die Übung zehnmal wiederholen. Das Ziel immer vor Augen: ein schmerzfreier Alltag.

Als hätte das überlaute Knallen der Tür etwas unterstrichen, etwas verdeutlicht, schien ihr nun, dass die alte Steindl eine neue Bedeutung bekam. Frau Steindl als Anlass – aber wofür?

Ihr war bewusst, dass es im Ethikkonsil nicht um konkrete Einzelheiten zum Zustand der Patientin ging. Sondern vielleicht um die Intensivstation selbst? Sie hatte munkeln gehört, dass wieder Bewegung in die Sache kommen sollte. Judit hatte man nur wegen der integrativen Schmerzambulanz ans Haus geholt, die sie dann nicht und nicht aufbauen konnte; nun saß sie auf einer winzigkleinen Internen fest, ja, sie verlor sogar immer mehr Betten. Warum hatte sie das Konsil einberufen? Um gegen Asja vorzugehen, wie jemand gemeint hatte? Waren die beiden nicht befreundet? Asja hatte doch Judit mit Tom gemeinsam ans Haus geholt, wollte die Ambulanz mit ihr aufbauen. Die beiden waren eng. Man hatte Judit mit einer Lüge ans Haus geholt, vielleicht wollte sie sich dafür rächen? Nie im Leben würde sich das Krankenhaus eine extra Schmerzambulanz leisten, noch dazu eine integrative, man wehrte sich ja sogar gegen das Abhalten von Schmerzkonferenzen für chronisch Kranke, die Privatversicherung ging nicht mit, und man durfte es nicht laut sagen, aber: Diese Leute würden nie lernen, kompetent mit Schmerz umzugehen. Die Klinik, mehr noch, der ganze Verbund hatte etwas Seltsames, Mara spürte es, auch wenn sie nur tageweise herkam. Die Angestellten wirkten wie eingesperrt, innere Flaute, schlechte Durchblutung, al-

lesamt präventivdepressiv, die hätten selbst eine Schmerztherapie gebraucht. Wer hatte außerdem die Steindl zum
Tanzen gebracht? Die etwa, mit ihren Infusionen?

Die Bonuszahlung

Die Zielvereinbarung mit dem Primar ist wie dessen Bonuszahlungen ans Erreichen von Fallzahlen gebunden. Das lässt sich aus dem Bericht ablesen, der seit drei Jahren unter der Belegschaft kursiert, wobei gilt, dass die variablen Vergütungsbestandteile rund vierzig Prozent des Jahreseinkommens seiner Abteilung ausmachen können. Darum hat Kommerasch, auf Aufforderung des Managements hin, um genügend Einnahmen sicherzustellen, Warnampeln auf den Stationscomputern eingerichtet, die anzeigen, ab wann die Liegezeit eines oder einer Kranken dazu führt, dass die Abteilung mit dem Fall Verluste zu machen beginnt. Er will die Belegschaft darüber informiert halten, wann sich Patient und Patientin nicht mehr auszahlen. Neues Personal gibt es erst, wenn die Umsätze stimmen oder wir internationales Sponsoring für eine Großstudie kriegen!

Nun, die Meinungen über diese Strategie gehen auseinander, aber: Direktoren, Primare, Präsidenten und Chefs, ein anständiger Mensch schämt sich ja, auch nur eines davon zu sein, und darum sind es nur die Unanständigen, die Vorgesetzte werden wollen. Was allerdings niemand weiß, nein, niemand überhaupt wissen will: Das Jahrzehnt vor Kommerasch war im Krankenhaus ein stilles, unauffälliges gewesen, eines der vielen Entlassungen, bis hin zu dem Moment, als die Geschäftsführung überlegt hatte, die Interne überhaupt aufzulösen und nur ein paar Betten zu behalten. Primar Kommerasch ist nun also der letzte Versuch, die Station zu retten. Seit er gekommen ist, rentiert sich die Arbeit wieder, die ohne ihn niemand mehr hätte. Und, was auch niemand weiß, niemand wissen will und was nicht in dem Bericht steht, ist die Tatsache, wie oft die Geschäftsführung dem Kommerasch den neuen Kostendämpfungsplan, den er der Belegschaft vermitteln sollte, vorgelegt und wie oft er gebrüllt hat: »Wir sind kein Unternehmen!«, und wie oft die Geschäftsführung ihm entgegengesetzt hat: »Klarerweise nicht; ist zum Großteil staatlich finanziert, darum geht sich's grad noch aus, wenn wir einsparen; sonst hätten wir längst zugesperrt!« Was außerdem niemand wissen kann und wissen will, ist, wie hässlich sich beim Geschäftsführer die Augenbraue verzieht, wenn er nach solchen Aussagen dem Primar zuzwinkert: »Suchen Sie sich einen besseren Job, solange Sie noch können!«

Eine andere wichtige Frage bleibt: Was hat Kommerasch zu dem Menschen gemacht, der er ist?

Kaffeepause kurz vor Schluss

Nachdem die Physiotherapeutin mit einem Knall aus dem Zimmer verschwunden war, wusste niemand, wie weiter. Nicht einmal Athani. Darum rettete er sich in eine Pause.

»Erholen Sie sich bei einer Tasse Kaffee.« –
  »Ich danke Ihnen vorerst.« –
  »Sie machen alle ganz wunderbare Arbeit.« –
  »Wirklich wunderbar.« –
  »Wir machen später mit Doktorin Asja Iljin weiter.«

III. KLINIK

»Wie nimmst du den Kaffee? Ich hole dir einen.«

»Schwarz bitte!«

»Mit Zucker?«

»Ohne. Oder doch, mit.«

»Blöde Sache alles, oder?«

»Ziemlich.«

»Hier der Kaffee Nummer eins, und der zweite, für dich auch?«

»Der Milchschäumer klemmt, drück nicht drauf, es kommt nur Wasser raus.«

»Sie haben wieder mal Käsebrote bestellt, kein einziges mit Schinken.«

»Sag Bescheid, wenn ich irgendwie helfen kann.«

»Wo ist eigentlich Asja?«

»Klar, danke, danke.«

»Siehst gut aus.«

»Am Klo, glaube ich.«

»Keine Milch?«

»Doch gerne.«

»Ach nein, die ist schon aus!«

Tom stand neben Judit, die darauf wartete, an die Reihe zu kommen, um sich Kaffee aus dem Automaten zu ziehen. Zunächst schwieg er, dann beugte er sich ruckartig vor und begann flüsternd, fast verschwörerisch auf sie einzureden. Nichts an ihm war mehr freundschaftlich, dafür alles boshaft:

»Was wolltest du damit andeuten?«

»Womit?«

»Mit deinen Anmerkungen vorhin.«

»Keine Anmerkungen, das sind Fakten.«

»Was wolltest du damit sagen?«

»Nur die Dinge klarstellen, wer was empfohlen, was entschieden hat, und warum.«

»Ich habe alles mit veranlasst, jedes Mal, wenn du nachgefragt hast. Ganz nach Vorschrift. Wenn nun zufälligerweise Frau Steindl daran zu Grunde gehen wird, das wäre schrecklich. Ist es das, was du mir sagen willst, was du im Ethikkonsil öffentlich und laut sagen wolltest? Dass die Gründe für all den Murks bei mir liegen? Ist es das, was du glaubst? Dass meine Entscheidungen Frau Steindl zerstört haben?«

Von seiner Stimme ging eisige Kälte aus, die auf sie, Judit, überging, während er sich noch näher zu ihr beugte: »Ist es das, was du beweisen willst? Dass ich etwas getan habe, was ich mir nie werde verzeihen können?«

Sie war entsetzt von seiner Wortwahl, dem überbordenden Sarkasmus.

Das ist doch –

Das kann man so nicht stehen lassen –

Nicht zulassen –

Das wird er doch nicht von mir denken –

Was hält er von mir?

»Tom, ich bitte dich, reiß dich zusammen, darum ging es nie –«

»Du kennst mich doch, ich bitte dich –«

»Du kennst mich gut –«

»Ich wollte nur verhindern, dass wir in Zukunft so abgearbeitete Menschen wie dich diese Dinge entscheiden lassen müssen –«

»Du kannst nicht der Einzige sein, und immer für dies und das zuständig.« –

»Wir brauchen doch Hilfe und müssen das klarstellen.« –
»Es geht nur darum, wie du dich mit allem abfindest.« –
»Obwohl es viel zu weit gegangen ist, um es noch dulden zu dürfen.« –
»Ich tue das für dich.« –
»Das musst du doch wissen.«

Tom reagierte, indem er ein rosarotes Briefkuvert aus seinem Ärztekittel zog. Sein ganzer Körper war ein Warnsignal – was jetzt kam, würde wehtun.
»Das habe ich vorhin in meinem Postfach gefunden.«
Judit grunzte, schüttelte sich.
Du –
Bitte nicht.
Bitte, bitte.
Nicht.
Da war das Unvorhersehbare, das alle Pläne durcheinanderbrachte.
»Was soll das?«
Sie fror.

Tom aber verzog kaum das Gesicht: »Das wolltet ihr doch«, und sah sie dann grinsend an. Das Papier in seiner Hand war zerknüllt, denn er hatte es bereits seit Stunden mit sich herumgetragen. Nun wedelte er damit herum und betrachtete die Gesichter, die sich ihm langsam zuwandten. Jedes Augenpaar, das den rosaroten Brief erblickte, wusste, was dessen Farbe bedeutete. Er grinste immer breiter, und auch dieses Grinsen war ein gewaltiges Missverhältnis: »Heute erhalten.«

Dieses Papier schuf einen falschen Zusammenhang zwischen ihm und jenen, die ihn in dem Moment ansahen, es war sein unglücklicher Stern, der ihn mit allen neu in Verbindung brachte, oder besser: endgültig von ihnen entkettete. Alle wussten es und konnten hier im Pausenraum, die Hände voller Kaffeetassen, nicht darüber sprechen: dass dies ein Abschiedsakt war, er, mit dem Entlassungsbrief in seiner Hand, den er hin und her schwenkte, eine Handlung, die niemandem auch nur ein Wort entlockte. Nur Cveto, der die ganze Zeit neben ihm gestanden war – wie ein Bodyguard –, murrte: »Alles vollscheißen, diesen Pfuschern«, ja, nur Cveto sah ihn überhaupt offen und fest an. Der Rest blieb eine Welle aus rasch wieder gesenkten Köpfen, halb geschlossenen Augen, Kaffeetassen, an denen genippt wurde.

Ihr seht es und wollt es nicht sehen, aber was soll's, vor mir sind schon andere gegangen, ich bin nicht der Erste, und werde nicht der Letzte sein. Sie haben jahrelang nach einer Möglichkeit gesucht, mich zu entsorgen, und nun endlich eine gefunden.

Der klarste seiner Gedanken: »Ihr könnt mich –!«
Der Unklarste aber: »Was wird jetzt aus Cveto und mir?«

Kurzer Moment der Stille

Asja kam vom Klo zurück und verstand die beklemmende Stille nicht: »Was ist denn hier los?«

Sie stellte sich zu Fatmeh, die auf das Papier in Toms Hand deutete und für alle im Raum hörbar meinte: »Jemand in der Geschäftsführung erhielt einen Bonus.«

Cveto murrte mit hinein in ihren Satz: »Das kann niemand mehr ernst nehmen«, während Tonja zischte: »Achtung, Kommerasch kommt!«, woraufhin alle versuchten, so zu tun, als sei nichts gewesen.

Und es war ja auch nichts gewesen, eigentlich.

Der Tag vierzig, 07:18

Gestern Abend Fieber bis 39 °C, BK abgenommen und Start mit Tazonam. Heute Morgen Kollaps im Bad → Druck nicht messbar → Herzalarm und Verlegung auf Überwachungs-station Notbett, weil ICU derzeit keine Valenzen.

    Kasparek, J.

»Zufrieden?«, sagte Tom zu Judit, bevor er hinausging, und sie wollte augenblicklich nach ihm greifen, seine dürren, knochigen Arme festhalten, ihn nicht nur zurückhalten, sondern ganz und gar zu sich holen. Stattdessen schnappte sie sich ein Käsebrot vom fast leer geräumten Cateringtisch und aß es, ohne ihre zitternde Hand kontrollieren zu können.

Wie kann er denken, dass ich ihn loswerden will?

Jetzt fielen ihr die vielen Bilder und Szenen ihrer Freundschaft ein, von denen sie vielleicht früher gedacht hatte, sie könnten stark genug sein, um den Konflikt zwischen ihnen zu überbrücken: Tom im Winter auf der Dachterrasse mit geröteten Wangen, der alte *Softie*, der die Ahnung von Schneekristallen im Dezember liebte; seine spitzen Wangenknochen und die ebenso spitze Nase, seine eckigen Schultern, die sie bei der letzten Weihnachtsfeier in der Klinik ergriffen hatte, während er ihr erzählte, dass er über die Unmöglichkeit, Vater zu werden, immer häufiger zu zweifeln begann, seit er sich in Cveto verliebt hatte; Tom, der sie nie warten ließ, sein Brief, als sie erstmals für längere Zeit in Krankenstand ging; seine Frage nach dem Preis der ganzen Flasche, als sie an ihrem Geburtstag fast aus einer Schwulenbar geworfen wurden, weil sie dort drei Stunden mit nur zwei Champagnergläsern verbracht hatten; das Fahrrad, auf das er täglich stieg, ihr zuwinkend; sein Grinsen, wenn er ihr Urlaubsfotos voller nackter Männerhintern zeigte; seine Ausgelassenheit bei ihrer Feier nach der Facharztprüfung, natürlich war er gekommen, ein kleines Geschenk mitbringend, nämlich die Eselsohren, die er ihr bei der Faschingsfeier ein paar Monate zuvor gestohlen hatte; Tom, der witzelte, um Spannungen abzubauen; Tom fröhlich; Tom tänzelnd am Gang –

Die Erinnerungen kamen ihr fremd vor, als seien sie von Enttäuschungen verdeckt gewesen, auf dem Untergrund ihrer Wahrnehmung versunken, um nun über sie hinwegzurollen.

Jovo, der ihr Gespräch beobachtet hatte, und der die Bedeutung des rosaroten Papiers gewiss gut verstand, ging auf Judit zu und griff nach ihrem Oberarm. Sie hielt ihr Käsebrötchen fest und wartete. Hätte sie deutlicher fragen müssen: Bist du auf meiner Seite oder zu faul dazu? Seine Standpunkte waren ohnehin klar, er hatte sie deutlich gemacht und vertreten.

»Jovo?«

Sie lehnte sich in sein Gesicht, flüsterte weiter, entschlossen, ihm alles zu erzählen, was sie quälte: »Vor einem Jahr genau habe ich erstmals Beschwerde eingelegt, und man hat mir gesagt, das sei nun mal so. Vergiss nicht, die Pflege hat vor Jahren den größten Streik, den ich je erlebt habe, losgetreten, und heute ist von denen, die gestreikt haben, nur noch Tonja da. Und jetzt das mit Tom.«

Hier unterbrach Jovo sie: »Aber das wolltest du doch?«

»Wie? Was?«

»Hast nicht *du* das Papier verfasst. Gegen ihn?«

»Wofür hältst du mich?«

»Aber –?«

»Für uns und für euch habe ich das getan, aber gegen niemand. Wieso sollte ich wollen, dass er geht?«

Judit sah, dass Asja und Fatmeh ihr mit den Köpfen deuteten, leiser zu reden. Kommerasch stand am anderen Ende des Zimmers und schien sie nicht zu bemerken. Aber es gab kein Zurück. Einen Sieg für zehn Niederlagen, das war keine gute Bilanz, änderte aber nichts daran, dass sie den nächsten Sieg mit weiteren Niederlagen zu bezahlen bereit war. Man gewinnt im Scheitern oder man gewinnt nicht.

»Wie kann das sein?«

»Sie hetzen uns gegeneinander auf.«

»Ich weiß nicht, Judit.«

»Natürlich, sie wollen uns entzweien.«

»Und was willst du von mir?«, fragte er müde.

Aber sie, diesmal nicht und nicht nachgebend, drängte: »Nur deine Unterschrift.«

Sein Blick war Antwort genug: Nein, meine Unterschrift gebe ich dir nicht, das sicher nicht. Alles andere kannst du von mir haben.

Söhne

Tonja hatte vier davon – Söhne. Keine Tochter. Sie war schwanger mit dem ersten der späteren Wildlinge vor fünfundzwanzig Jahren von daheim weggezogen, hatte sich ohne nachzudenken von einer ausländischen Firma anheuern lassen in ihrer Grenzstadt, wo es ohnehin keine Arbeit gab. Nun war sie der alte Hase in der Klinik. Bereichsleiterin für Pflege. Und mittlerweile Großmutter. Es kam niemand Neues in ihr Team, für den sie nicht alles gegeben hätte. Meine Leute. Ich habe sie unter Kontrolle. Ich halte sie zusammen. Mehr als unsere Würde haben wir nicht. Gerade deswegen: Das Vorhaben, dem die Pflege mit Entschlossenheit verpflichtet sein muss, ist es, ernstgenommen zu werden. Da schadet jede Turtelei mit denen da oben, die uns ohnehin nicht und nicht wahrhaben wollen.

Es fiel ihr schwer, zuzusehen, wie Jovo neben Judit stand, verloren, wütend, weit verzweifelter als die Ärztin, und wie er ihre Hand hielt, mit vorwurfsvollem Gesichtsausdruck, eng an sie gerückt. Er ist ihr verfallen. Kein Wunder, ganz ohne Familie, ohne Geschwister in der Großstadt. Natürlich klammert er sich an die erste Person, die ihn anlächelt. Er weiß nicht, was sie über ihn reden. Sie ist sieben Jahre älter. Angestellt. Internistin. Und er Pfleger auf Honorarbasis. Ein Schoßhündchen. Dass sie ihn zahlt dafür, munkelt man. Oder dass er sie dafür zahlt, je nachdem, welchem Tratsch man Glauben schenken will. Es gibt gute Gründe, warum die Pflege sich nicht mit der Ärzteschaft einlassen soll, die Lohnungleichheit ist noch der unwichtigste darunter. Da wird immer Judit sein, die Unerbittliche, die Kämpferin, Judit, die im Vordergrund steht, Judit, die Krankenakten überfliegt und ausfüllt, Judit, die missverstanden durch die Gänge geht und es jeden spüren lässt. Wo ist da Platz für einen Jovo?

Seine Zukunft schien Tonja, während sie ihm beim Händchenhalten mit der Ärztin zusah, festgelegt und düster. Sie hatte solche Beziehungen oft genug beobachtet. Eine echte Chance, dass das mit den beiden gut ausging, war kaum gegeben. Ja, alles längst festgelegt und düster: Nach der ersten Euphorie würde die Ernüchterung folgen, dann immer stärkere Entrüstung über die unfaire Behandlung, über die Erfolge der zunächst bewunderten, dann gehassten Frau; das wachsende Bewusstsein, dass seine Leistungen, wenn er im Schatten dieser Frau stehen bliebe, noch stärker verkannt würden, die Wut und Unzufriedenheit, dann wilde Eifersucht, wenn sie sich im Kreis von gut gekleideten Ärzten über medizinische Spitzfindigkeiten austauschte, später dann die Rachegelüste des jungen Mannes gegen die ältere Frau, neben der er nie etwas gelten könnte, ätzende Bitterkeit und Strafversuche, indem er mit zehn Jahre jüngeren Patientenangehörigen anbandeln würde, nur um zeigen: »Ich dirigiere!«, und Hunderte wütende Zusammenstöße am Gang, bis, ja bis – einer der beiden kündigen würde. Wahrscheinlich letztendlich sie, denn seine Möglichkeiten waren beschränkt. Judit aber: die Zukunft zu Füßen. Eine Riesendummheit von Jovo, sich mit ihr einzulassen.

Tonja hätte sich allerdings nie eingemischt, wie sie es auch bei ihren Söhnen nie getan hatte. Sie wusste es besser. Außerdem hatte sie ein Team zu leiten und andere Probleme.

Die Patientin frühmorgens wegen Kollaps, akuter respiratorischer Globalinsuffizienz und Schockgeschehen unklarer Genese von der Internen Normalstation auf Überwachungsstation übernommen (auf ICU keine Valenzen). Hochgradiger Verdacht auf septisches Geschehen bei unklarem Focus. Lactat 7, in BGA respiratorische Globalinsuffizienz (pO_2 45 mmHg, pCO_2 55 mmHg, pH 7.29). Anlage einer art. Line und Start mit 0.1 y Nor, Bei MAP 45 mmHg. Pat. ansprechbar und kooperativ, demnach Versuch mit NIV (5 PEEP, 10 DU, Flow Trigger 4, FiO_2 50 %), toleriert diese vorerst gut. Im Verlaufsgas pO_2 71 mmHg, pCO_2 50 mmHg, Lactat regredient, pH 7.3.

Kasparek, J.

Jovos Oma war krank, die Mutter alt, der Vater wütend und schwerhörig. Nicht einen einzigen Besuch bei ihm hatte Judit erlebt, bei dem nicht die Anrufe kamen, mal die Oma, meist die Mutter, seltener der Vater. Die ewig gleichen Fragen, die Versuche, viel zu sprechen, ohne wirklich etwas zu erzählen. Die Kürze seiner Antworten auf ihre Nachfragen war hart, meist sagte er nur: »Es geht mir gut.« Sie hatte schon bei den ersten Treffen mit ihm verstanden, dass der Mensch, der Jovo war, sich über unzählige europäische Länder erstreckte und er nie ganz, sondern immer nur in Auszügen seiner selbst bei ihr sein würde. Aber die verkürzte Variante seines Wesens, die er mit ihr war, reichte vollkommen aus, um ihn in ihre Pläne einzubeziehen. Jetzt mehr als je zuvor. Die Kaffeepause war zu kurz, um alles zu sagen, was zählte, nicht gerade der richtige Moment für den Streit, der sich zwischen ihnen bereits tagelang angebahnt hatte, den er immer wieder aufgeschoben und den sie immer mehr forciert hatte. Aber dieses Gespräch – hier und jetzt – ließ sich nicht mehr aufschieben:

»Ja, sie tun erstmals mit Ärztinnen und Ärzten das Gleiche wie mit euch allen seit Jahrzehnten, ich kenne die Logiken, die bei euch längst eingezogen sind und die bei uns jetzt erst verstärkt zu herrschen beginnen, Entlohnung geringer, Belastung höher, Anerkennung kaum vorhanden. Ja, ich weiß wohl, dass sie nicht mit euch in der Pflege begonnen haben, sondern das Gleiche davor schon mit der Wäscherei gemacht haben, die früher hauseigen war und jetzt in einen Betonbau im Vorort verlegt wurde, oder mit der Cafeteria, die heute ein Catering ist, mit der Diagnostik, die jetzt von einer externen Laborgruppe übernommen wurde, mit der ausgelagerten Security, die früher ein gemütlicher Portier und guter Geist des Hauses war, aber heute aus grummeligen Boys besteht, die in Minijobs beschäftigt bleiben, sodass man keinen einzigen überhaupt noch kennenlernt.« –

»Ich weiß das.« –

»Ich weiß, dass wir dabei nur zugesehen haben.« –

»Ich weiß aber auch: Wenn sie es jetzt mit der Ärzteschaft tun, gibt es kein Krankenhaus mehr, sondern nur eine Betreibergesellschaft und ihre Investitionsimmobilie, in der sie Personal einmietet, sofern sie einen staatlichen Auftrag kriegt.« –

»Wenn du das nicht sehen kannst, dann ist es an der Zeit, genauer hinzuschauen.« –

»Du kannst dich nicht rausnehmen.« –

»Niemand kann sich mehr rausnehmen!«

»Klingt recht dramatisch«, flüsterte Jovo in die Pause hinein, die entstanden war.
»Ist aber«, er kniff sie in die Hand, »längst Realität.« –
»Damit regst du niemanden mehr auf.« –
»Niemanden.«

Nein, mit Jovo war nicht gut Kirschen essen. Kämpfe in ihm, Kämpfe um ihn herum. Kämpfe als unentwegtes Kopfweh, Kämpfe gegen die Verweigerung von Gleichheit, oder genauer: Kampfgespräche darüber, was überhaupt als gleich gelten kann, nein, noch genauer: wie die Ungleichheit erklärt werden könnte, wie gezeigt werden könnte, wer Vorzüge in ihr erkennt und sie darum verteidigt. Das hatte Priorität. Jovo nahm seine Arbeit – das *Sich-Sorgen* – schlichtweg zu wörtlich. Sein Anspruch: immer und unbedingt eine Perspektive aus der Position der Schlechtbezahlten in seinem Haus einzunehmen, sprich: der Pflege, der Bettenschieber, der Wäscherinnen. Dieses Sehen-von-Unten hatte er seit seiner Ankunft in dem Land erlernt. Er fand es unproblematisch, sein Dasein als »Elend« zu bezeichnen, er redete ohne zu zögern von sich und seinesgleichen als den »Unterworfenen«. Nichts an dem, was er in diesem Land, in dieser Klinik vorgefunden hatte, war eine Überraschung für ihn gewesen, alles verlief genau auf die Weise, wie es ihm erzählt worden war, ja, alles, wovor man ihn gewarnt hatte, war eingetreten: Die Hierarchien, die Beleidigungen, die Lohnsenkungen, der Druck. Er konnte mit dem, was er ohnehin erwartet hatte, gut umgehen. Was ihn aber verunsicherte, waren Menschen wie Judit, Menschen wie Tonja oder wie Tom. Unglaublich, dass man in diesem System etwas Gütiges finden konnte, allerdings ohne dass es noch eine Rolle spielte. Anfangs beschuldigte er sich selbst der Schwäche, als er merkte, dass es ihn zu Judit oder zu Tom zog, die ja früher ebenfalls voneinander freundschaftlich angezogen gewirkt hatten. Und natürlich Tonja, diese Grimmige, Sture, manchmal allzu Rohe in Worten, die ihm die Mutter von Anfang an ersetzt hatte, ihn beschützt hatte, wohlwissend, wie es sich anfühlte, anfangs kaum zu verstehen, wo man war, was man tun sollte, wo zuzupacken war, wo nicht. Wie war es so weit gekommen, dass er diese Menschen, die zu einem System gehörten, das er verachtete, aus diesem System einfach herausnahm und sogar hochhielt. Und zwar ohne es ihnen zeigen zu können. Wie war es so weit gekommen, dass er sie alle nicht missen wollte, egal wie unwohl er sich letztendlich unter ihnen fühlte?

Allerdings: Das Problem mit dem Aufstand, den Judit von ihm einforderte, war für ihn eben keine Frage von Gefühl, sondern eine ganz und gar pragmatische. Wer wie er nicht die geringste Wahl hatte, den provozierte der Protest der anderen umso mehr. Und so verbot er sich jedes großzügige Wort Judit gegenüber und knirschte:

»Ihr da oben wollt Protest, macht nur ruhig.« –

»Für uns, die ohnehin schon unten durch sind, zahlt er sich nicht mehr aus.« –

»Du weißt, was das letzte Mal passiert ist.« –

»Sei nicht naiv.« –

»Überhaupt nicht zahlt es sich für uns aus.« –

»Du hast es ja selbst gesagt.« –

»Aber hast du es auch verstanden?« –

»Bei uns wird nie wieder gestreikt.« –

»Nicht nach dem, was das letzte Mal ablief.« –

»Macht lieber ihr mal was für uns.«

Steigender Katecholaminbedarf (0,15 y). Patientin erschöpft sich ventilatorisch zunehmend. Zunehmende Hy-
perkapnie, pCO_2 57 mmHg → Flow Trigger auf 6 und FiO_2
auf 60 % erhöht. In Blutkultur von gestern Nacht gram-
positive Haufenkokken. Im Bedside-Echo nun neu V. a.
Vegetationen an der AK mit höhergrad. Aortenklappeninsuffizienz, somit Arbeitshypothese ZVK-assoziierte Sepsis
(Blutkultur positiv) mit Aortenklappenendokarditis und
akuter Aortenklappeninsuffizienz bei Klappendestruk-
tion. Umgehendes Katheterservice (Spitze eingeschickt),
Neuanlange Jugularis links. Im EKG SR, keine Arrhythmien
bis auf vereinzelt SVES und VES. Erneute Übernahme auf
ICU urgiert, melden sich sobald möglich.
    Kasparek, J.

Die Gründe

Asja schnitt das Gespräch zwischen Jovo und Judit ab: »Ihr seid ziemlich laut.«

»Mit Grund.«

»Habe ich richtig verstanden, Tom geht?«

»Gekündigt.«

Der Käse fiel vom belegten Brötchen, landete mit einem leisen Geräusch auf dem Kunststoffboden, wie ein Auftakt, der nun die Einmischungen und Wortmeldungen der Umstehenden einleitete.

»Gekündigt?«

»So kann ich doch bitte keine Intensiv führen.«

»Er hat ja viel verhauen, aber das hat er nicht verdient.«

»Was heißt das jetzt?«

»Es war bis jetzt schon so schwierig, wie sollen wir ohne ihn?«

»Asja, kannst du etwas sagen?«

»Als ob das etwas nützt.«

»Warum denn gekündigt?«

»Sie werden nicht so blöd sein, uns das mitzuteilen.«

»Einer unserer letzten Internisten.«

»Ihr lebt in der Klinik wie auf einem Stern.«

»Was soll das, verdammt?«

»Kommt nicht noch der Chirurg?«

»Das ist die Katastrophe.«

»Wie auf einem Stern.«

»Tom verteidigen, ja klar, aber wie?«

»Was soll ich schon sagen?«

Das Aber

Es liegt im Übrigen auch viel Kraft im Aufgeben. Kein Wunder, dass Antidepressiva zu den am meisten verordneten Medikamentengruppen in Europa gehören, die manchmal durch ihre Dämpfungswirkung zur Chronifizierung des körperlichen und emotionalen Leidens und zum Ansteigen des sozialen, politischen, des ökonomischen Leidensdrucks beitragen können. Nur: Wer fragt sich nicht selbst ab und zu, ob er sich leicht sediert nicht besser fühlen würde? Die Gefühle sind schlichtweg zu viele, man lodert und verbrennt, während man versucht, sie zu verheimlichen.

Der Chirurg wurde um dreizehn Uhr fünf zugeschaltet. Zunächst hoffte man weiterhin auf Athani, der noch telefonierte, aber dann hieß es: »Wir können nicht länger warten«, und endlich setzten sich alle, die meisten mit Tassen voll lauwarmem Kaffee in den Händen.

»Dann eben ohne Athani!«

Das Gespräch würde nicht lange dauern, versprach der digitale Gast: »Ich kann morgen eine Zehn-Uhr-OP machen, ansonsten erst wieder in einer Woche, bis dahin werden wohl die Organe ihren Beitrag zur Entscheidungsfindung leisten.«

Es brauchte nur diesen Satz, um allen verständlich zu machen, dass der per Klick zugeschaltete Arzt zu klug war, um anderen viel Spielraum zu überlassen. Ein Mann, der nur vollendete Tatsachen akzeptierte.

»Sie meinen, wir sollen operieren?«

»Morgen zehn Uhr ist ein freier Termin, melden Sie mir bis heute vierzehn Uhr dreißig, ob Sie ihn wollen.«

Es zuckte und knackte in der digitalen Verbindung, während Judit dem Austausch zwischen Kommerasch und dem Schattenwesen im Laptop lauschte. Der Mann war einer der gefragtesten seiner Art im Land, bekannt für unerhörte Kunststücke, eine lebende Legende. Von ihm war nichts anderes als ein »pro« zu erwarten. Er ließ kaum etwas unangetastet, rechnete Operationen als Gleichungen, schnitt Menschen auf wie sein Frühstücksbrot. Das Durchtrennen von Gewebe organisierte er nach buchhalterischen Aspekten, genau wie seine Konsultationen, denn die kosteten pro Minute, jedes Wort wurde als Zeiteinheit gewogen. Seine Honorarnote für die Sitzung hatte er mit dem Link zum Onlinemeeting-Raum gleich mitgeschickt, und ja: Man gab in zehn Minuten für ihn so viel aus wie in einem Monat für eine Wäscherin in der Klinik, aber: die Schnittführung! Er kennt keine Angst, kein Zittern. Ach, weißt du, der fürchtet sich vor nichts. Für den sind Patienten wie Puppen, die nur Anzeichen des Lebendigen tragen, faszinierende Figuren eines anatomischen Theaters. Das Entblättern der Haut, die Dramatik des chirurgischen Schnitts, die Offenlegung der inneren Organe – er sieht das Aufschneiden als einen provokanten Akt der Schöpfung. Warum sonst filmt sich einer dabei selbst? Manche seiner Videos hat er – freilich nur nach Absprache mit den Kranken – online gestellt. Der kranke Körper als Objekt, der sedierte Mensch, seine Öffnungen in der Haut, wunde Durchgänge. Der OP-Star und sein globales Millionengeschäft, der mit jedem Schnitt an der Beweislage baut: Wir sind nicht sozial konstruiert, sondern organisch zusammengebaut. Der Begriff des Ethikkonsils war ihm fremd, und auch jener der Klinik als Vorstellung eines großen Zusammenhangs war wahrscheinlich für ihn nur linguistische Retroromantik. Mit Krankenhäusern hatte er ohnehin nur so viel zu tun, als er deren Betreibern seine Dienste in Rechnung stellte. Einige behaupteten, er hätte früher mal Operationen nach dem Gewicht von Patienten abgerechnet, einfach aus Spaß, Dicke sind teurer. Aber hör mal, viel wichtiger: Was, wenn einer draufgeht, weil er sich verschneidet? Ich möchte ja nicht so ein Chirurg sein. Ist mir zu viel Leben und zu viel Tod.

Athani telefonierte weiterhin.

Pat. wurde heute nachmittags mit V. a. akute Aortenklappeninsuffizienz bei Endocarditis und septischem Schock
von der Herzüberwachung auf Intensiv übernommen. Hämodynamisch: Steigender Katecholaminbedarf (0.2 y), MAP
68 mmHg. Respiratorisch: Bei respiratorischer Insuffizienz
mit steigenden Atemfrequenzen und zunehmender Hyper-
kapnie nach Übernahme rasche Entscheidung zur endotra-
chealen Intubation (diese eher schwierig bei insuffizienter
Sedierung). Aktuell druckkontrollierte Beatmung mit Au-
tomode, PEEP 6, Druckunterstützung 12, FiO_2 60 % → suffiziente Oxygenierung, pO_2 76 mmHg, pCO_2 36 mmHg, pH
ausgeglichen; im Thoraxröntgen deutliche Stauung und
Ergüsse. Rhythmologisch: keine Ereignisse. Niere/Ausschei-
dung: Zeichen der Hypervolämie, Ödeme und Pleuraergüsse, Kreatinin minimal erhöht, mit Lasix suffiziente Harn-
ausscheidung, Zielbilanz wenn möglich negativ (-500 ml
bis -1000 ml), aufgrund des Volumenbedarf i. R. der Sepsis
aber vermutlich unrealistisch. Gastroenterologisch: Anlage
Magensonde, Lage korrekt im Thoraxröntgen. Vorerst noch
keine enterale Ernährung. Abdomen unauffällig. Leberwerte steigend im Rahmen der Stauung DD Schockleber. Neurologisch: Sedierung mit Propofol und Remifentanil, hoher
Sedierungsaufwand. Schutzreflexe und Periphere Reflexe
erhalten, Pupillen isokor, eng. Im CT kein Hinweis auf sep-
tische Embolien, incipiente Hirnatrophie. Infektiologisch:
Antibiose Switch auf Flucloxacillin+Daptomycin bei Staph
aureus Bakteriämie. TEE terminisiert für morgen. CRP steigend, Leukos stagnierend, Procalc deutlich erhöht. Sonstiges: Angehörige informiert, morgen ausführliches Gespräch
geplant bezüglich Therapieoptionen (OP? Palliativ?) Kon-
taktaufnahme mit Herzchirurgie und Besprechung des Falls

erfolgt morgen im Team. Vorerst keine Therapielimitie-
rung. Interne drängt auf Ethikkonsil.

   Iljin, A.

Ja, Athani telefonierte weiterhin, und seine Abwesenheit hatte Mitschuld an dem Streitgespräch, das im Besprechungszimmer ausbrach, denn er war nicht da, um es zu unterbinden.

»Ich bleibe dabei«, sagte Tom, dem alles längst egal hätte sein können, der sich aber nicht loslösen konnte, trotz Kündigungsbrief: »Wir haben der Patientin geholfen.«

»Details, Nuancen, Akribie«, hörte er nicht auf und argumentierte, als gehe ihn die ganze Sache noch etwas an: »Legitimität, Evidenzbasiertheit, Transparenz, medizinischer Nutzen, Priorisierung, Zeitknappheit, Kostensensibilität.«

»Nichts zu tun war ja wohl keine Option, oder?« –

»Was hätten wir denn machen sollen?« –

»Sie schreien lassen?« –

»Wie am Spieß?«

Cveto grinste: »Das ist mein Mann, gib's ihnen dicke!«

Tonja und Jovo dagegen überschlugen sich in ihren Protesten, gaben Kontra, warfen in alle Richtungen mit Argumenten, sodass der ganze Raum vor Widerspruch vibrierte: unfaire Leistungsbegrenzung, Rationalisierung, vermeidbare Sterblichkeit; Gesundheit als Ware, die alte Steindl auf verlorenem Posten, über die hinwegentschieden worden war, weil die Sonderklasse zwanghaften Gewinnlogiken folgte. Von wegen Patientenmündigkeit! Die schöne Frau. Haben Sie sie lachen gesehen? Eine Wohltat, ihr Lachen, eine echte Wohltat.

»Wir möchten zu Wort kommen.« –

»Wir werden uns nicht damit abfinden.« –

»Hören Sie her.« –

»Hören Sie doch.«

Asja schaltete sich ein, und zwar stehend:

»Das sind doch nicht einfach zwei polare Gegensätze, um die wir uns drehen?« –

»Das ist keine bloße Frage nach einer Operation, so ganz à la Ja oder Nein.« –

»Da muss viel mehr geklärt werden.« –

»Sie haben vergessen zu sagen ...« –

»So ein Konsil ist zu kurz.« –

»Die paar Stunden ...« –

»Wir sollten dieses Zusammenkommen als Anlass nehmen ...« –

»Die Frage ist simpel und nicht zu unterschätzen.« –

»Es haben mindestens zehn Leute zusammengearbeitet.« –

»Dieser Wahnsinn ist dabei rausgekommen.« –

»Und: warum?«

Oder auch: Solidarversagen

Judit konnte zunächst nicht anders, als in diesem Tumult ihre Meinung über die Lage der Patientin einzuwerfen. Manche ihrer Überlegungen sprach sie aus, laut und lauter, anderes dachte sie nur bei sich: Was ist denn mit der inneren Steindl, die, die sich nicht nur über ihre Körperhülle mitteilt? Die Steindl, die zu all dem, was man autonom und lebenserhaltend nannte, unfähig geworden war, kein selbstverantwortlicher, flexibler, funktionierender Mensch mehr. Ja, man konnte sagen: Die Steindl kämpfte gegen ihren Körper an, anstatt ihn zu kultivieren. Sie aß nicht mehr. Auch das Trinken vergaß sie. Keine krankhafte Essstörung, nur eine altersbedingte Lebensmüdigkeit. Lasst mich in Ruhe. An dem ganzen Szenario war nun wirklich nichts Ungewöhnliches. Nur hatte man die Frau, anstatt ihre Betreuungsverhältnisse, ihre Gemütsverstimmung und ihre Hilflosigkeit zu bekämpfen, an Infusionen gehängt. Krankheit bricht nicht nur aus, sie muss auch gedeihen können, und tut sie das, ist nicht mehr nur die Schwäche des Körpers dafür verantwortlich, sondern vor allem dessen Umgebung. Krankheitsdynamik als kollektives Solidarversagen. Und was tun wir? Sehen wir sie? Endlich. Die ganze Person. Nicht nur ihren Körper, diese derzeit rosig glänzende Visitenkarte ihrer Befindlichkeit, die verdeckt, was darunter liegt. Schon alleine deswegen müssen wir operieren. Wir haben sie nicht richtig verstanden.

Zuständig

In der wachsenden Unruhe verstummte die Ärztin in Judit zunehmend, und sie begann Tom als Freundin anzustarren. Sie wollte an ihn herantreten, ihn ihrer Solidarität versichern, klarstellen, dass sie tatsächlich, hundertprozentig, absolut und garantiert, niemals *gegen* ihn interveniert hatte, sondern, wenn überhaupt, dann *für* ihn. Warum war der Versuch, ihn vor dem Zusammenbruch zu bewahren, der Kampf darum, ihm die benötigten Ressourcen zur Verfügung zu stellen, der Drang, auf seine Überarbeitung hinzuweisen, ins Gegenteil verzerrt worden, und zwar so extrem, dass es nun zu seinem Verlust führen würde? Wie viel war falsch aufgekommen zwischen ihnen, warum hatte sich aus ihrem Versuch, ihm und sich selbst zu helfen, nichts Verbindliches, wenn schon nicht etwas Verbindendes entwickelt? Es ist uns doch ins Fleisch geschrieben, zusammenzuarbeiten, wir vergessen es nur immer wieder. Wie kann es sein, dass der Fall Steindl unsere Situation noch verschlimmert hat, statt sie zu verbessern? Was ist schiefgelaufen, vom unsäglichen Anfang an bis zu diesem Ende, das man kaum begreifen kann?

Mit Blick auf Tom, der daraufhin seinen sofort senkte, übergab Judit die Gefährdungsanzeige, die sie in den letzten Wochen vorbereitet und für die sie so erfolglos Unterschriften gesucht hatte, an Kommerasch. Es war ein kurzes Schreiben über und gegen »die Zustände«, die sie schriftlich zusammengefasst hatte, ein einseitig beschriebenes Papier mit nur wenigen handschriftlichen Unterschriften darauf. Sie hob eine weitere Kopie dieses Papiers hoch und begann es vorzulesen, appellierte damit an Kommerasch, obwohl der gar nicht zuständig war, aber es gab gerade niemanden hierarchisch Höherstehenden im Raum.

»Wir, die Ärzteschaft der Internen und der Intensiv, sehen die internistische Abteilung als nicht mehr voll leistungsfähig an.« –

»Schon seit Jahren weisen wir auf den wachsenden Ressourcenmangel hin.« –

»Hunderte Mails diesbezüglich haben wir bereits geschrieben.« –

»Und noch einmal so viele Telefonate getätigt.« –

»Wir schlagen hiermit Alarm und fordern, dass uns dringend verstärkte Unterstützung zugesichert wird.« –

»Wir fordern eine weitere Vollzeitstelle, die an der internistischen Intensiv tätig sein kann.« –

»Wir fordern zwei weitere Pflegepositionen, weil wir sonst die alltägliche Gesundheitsversorgung der Patientinnen und Patienten nicht mehr gewährleisten können.« –

»Wir fordern, dass im nächsten Quartal die integrative Schmerzambulanz, die uns seit fünf Jahren versprochen wird, endlich aufgebaut wird, wodurch zukünftig Fälle wie Barbara Steindl verhindert werden könnten, weil andere Versorgungssysteme zur Behandlung von Schmerz ohne somatische Ursachen implementiert und finanziert werden können.« –

»Unsere Forderungen ergehen auch an unser Management, die Ärztekammer, den städtischen Gesundheitsrat und die heimische Presse.« –

»Es droht, so möchten wir festhalten, bald der endgültige Versorgungskollaps, und zwar nicht nur der Internen Abteilung.« –

»Wir empfinden es als beschämend, dass der Verlust der Pflegekräfte in den letzten Jahren nicht ausgeglichen, sondern verstärkt wurde.« –

»Es braucht ein neues Zusammenwachsen.« –

»Es braucht ein neues Bekenntnis.« –

»Jemand muss die Verantwortung übernehmen!«

Obwohl dieses Schreiben wirkte, als sei es ein Aufschrei, war im Grunde darin kein übertriebenes Wort zu finden, außer vielleicht das aufgeblasen wirkende Wörtchen »Wir«, denn allen, die zuhörten, war bewusst, dass sich dahinter gerade mal fünf Menschen verbargen, und obendrein nur eine einzige Nichtinternistin, nämlich Asja.

Judit faltete das Blatt zusammen, von dem sie abgelesen hatte, während sie nachschob: »Also, Herr Primar Kommerasch, erstens: Doktor Trattner wiedereinstellen, zweitens: Barbara Steindl operieren, und drittens: lernen, besser zu werden.«

Erstaunlich, wie sich nach Judits vorgetragenem Forderungskatalog alle im Raum einander mitzuteilen begannen, wenn auch nicht synchron. Asja, die nickend zugehört hatte, trat als Erste nach Judits Rede vor Kommerasch, der die Augen verdrehte und die Hände in einer festgefrorenen, abwehrenden Geste gehoben hielt. Erstaunlich zudem, dass gerade sie, die erwartungslose Pragmatikerin, die Wissenschaftlerin, die abgebrühte Forscherin, sich das Recht herausnahm, am Ende des Konsils Dinge zusammenzubringen, von denen sie selbst meinte, dass man sie im Grunde streng auseinanderzuhalten habe.

Es fühlte sich, meinte sie, in diesem Moment alles an wie eine Niederlage, es musste aber als Neuerfindung erzählt werden. Als neuer Zusammenhang. Als ein zukunftsweisendes System, als medizinischer und menschlicher Sieg.

»Kasparek«, sagte sie dann laut, »hat recht.«

»Und nicht nur wegen des Versorgungsmangels, dazu muss ich wohl keine Worte verlieren, wir haben Augen, um zu sehen, und Ohren, um zu hören.« –

»Warum aber hat man jemanden wie sie überhaupt ans Haus geholt, wenn nicht, um endlich die integrative Schmerzambulanz aufzubauen.« –

»Sie haben es nicht nur Kasparek versprochen.« –

»Sondern auch mir.«

Hämodynamisch: steigender Katecholaminbedarf mit 0.25 y. Respiratorisch: Bei suffizienter Spontanatmung Umstellung auf CPAP. Suffiziente Oxygenierung und Normokapnie unter PEEP 10, DU 14, FiO_2 80 %. Teilweise Sättigungsabfälle bei Pressen gegen Tubus. Rhythmologisch: keine Arrhythmien. Ausscheidung: weiterhin Ödeme und Pleuraergüsse, Nierenfunktion erhalten, Hypokaliämie, Zielbilanz weiterhin -500 ml bis -1000 ml. Gastroenterologisch: Abdomen weich, DG leise, aber erhalten. Leberwerte minimal regredient. Normale Gerinnungsparameter, Albumin leicht erniedrigt. Cholinesterase leicht fallend. Neurologisch: erhaltene Schutzreflexe, weiterhin hoher Sedierungsaufwand, beim Versuch der Reduktion Pressen gegen Tubus. Sedierung mit Dormicum erweitert. Infektiologisch: Leukos fallend, CRP idem, Procalc fallend. Blutkulturen weiterhin positiv. Sonstiges: Stellungnahme der Herzchirurgie noch ausständig. Im Echo heute weiterhin erhaltene Linksventrikelfunktion. Im TEE hochgradiger v. a. Ringabszess und Vegetationen an der links- und akoronaren Tasche. Ethikkonsil terminisiert.

Iljin, A.

»Ihr und eure Schmerzambulanz, das ist schon in Ordnung«, fiel Jovo Asja ins Wort. Und redete, nur ab und zu Judit zublinzelnd, weiter darüber, dass von der Pflege Tonja als einzige Festangestellte übrig geblieben sei, die von allen geliebte, immerzu müde Stationsleiterin, die ein Team leiten musste, das sich stetig verflüchtigte.

»Ihr habt uns aber, versteht ihr das denn, längst nicht mehr ...« –

»Doktorin Kasparek hat es gut formuliert.« –

»Nach dem Streik sind zu viele gegangen. Und niemand hinzugekommen.« –

»Schmerzambulanz, gut, Operationen, gut, aber: Wer soll denn überhaupt noch pflegen?« –

»Ist ja keiner mehr da.« –

»Ihr seht doch, was mit uns vorgeht.« –

»Und versteht, dass die Pflege zukünftig mit der Faust vorgehen muss?«

In diesem Moment schien jedes Wort im Raum nachzuhallen und zog ein allgemeines Nicken nach sich, das schon bei Asjas Ansprache eingesetzt hatte, sich nun verstärkte und zu einer Welle der Zustimmung anwuchs. Da war das zackige Nicken der Internistin, das zögerliche des Oberarztes, sogar das widerwillige des Primars selbst, und all das, während Cveto die Rede des Pflegers mit Schlägen auf den Tisch unterstützte und laut kommentierte: »Gib's ihnen, gib's ihnen!«

Jovo hatte den Protestbrief von Judit nicht unterschrieben, weil er ihn für eine Aktion gegen Tom gehalten hatte, an der er keineswegs beteiligt sein wollte. Ein Missverständnis, das ihn zu einer eigenen Handlung angehalten hatte, denn stattdessen hatte er ein weiteres Papier vorbereitet, eines, das nur ihn und die, die er als die *Seinen* betrachtete, betraf, unterschrieben von immerhin dreizehn nicht festangestellten Pflegekräften. Sein Gesicht meuterte, während er es nun vorlas, Worte eines wild Entschlossenen, wenn auch sehr langsam vorgetragen:

»Wir verlangen, dass alle Pflegekräfte zurückgeholt werden, die vor drei Jahren wegen des Streiks gekündigt wurden oder gekündigt haben.« –

»Wir verlangen ein Beratungsmodell mit Patienten, in dem die Pflege miteingebunden ist.« –

»Sie ist es ja, die am meisten mit den Kranken zu tun hat.« –

»Wir verlangen zudem ein Ende der Zusammenlegungen, die für die Pflege zumeist doppelte Arbeit bedeutet.« –

»Und ein Ende des Aufnahmestopps von Festangestellten in der Pflege.«

Jovo tat also erstaunlicherweise, was unerlaubt war: Er griff nach den Sternen.

Sternenhimmel

Es ist so eine Sache mit den Sternen, sie geben wenig oder zu schwaches Licht. Hell wird es nicht, wenn man nach ihnen greift. Greift man aber nicht nach ihnen, bleibt es noch viel, viel dunkler. Sternenschein ist zumindest das: ein Schein. Und daraus, aus diesem schwach strahlenden Echo von Gas und Chaos, aus diesem von heißem Plasma erzeugten Lichtrest, aus dem Kribbeln und Schwindelgefühl, das der Sternenhimmel nachts in uns auslöst, ließe sich vielleicht etwas erschaffen, das dichter und weniger diffus auf uns, ja vielleicht sogar *in* uns leuchten könnte. Zum Beispiel die Hoffnung, dass die Abschaffung des Leasingsystems der Pflegekräfte und deren Ersatz durch weitere Vollzeitstellen bei entsprechend koordiniertem gemeinsamen Auftreten und ausreichendem Druck aus der Öffentlichkeit selbst an dieser zerstückelten Klinik erreicht werden könnten.

Das Ende kam als eine Ohrfeige und als Schock. Athani trat ein, sein Gesicht wirkte derart beklommen, dass kein Wort mehr gesprochen wurde. Zweifellos war etwas passiert, das Telefonat war ja auch auffällig lang gewesen.

»Ich danke für die Geduld.« –

»Ich muss Ihnen leider etwas Schlimmes sagen.« –

»Manchmal erlebt man eine böse Überraschung.« –

»Eine sehr böse.«

Rasch war dann die Erklärung herausgewürgt: Es sei hier und heute weder der Ort noch die Zeit dafür, den Fall Steindl weiter zu diskutieren. Ihm, Athani, sei nämlich leider in der Kaffeepause bekanntgegeben worden, dass die Interne Abteilung aufgelöst würde, weil sie zu teuer geworden war, was bedeute, dass die Hälfte der hier Anwesenden bereits ab nächster Woche auf andere Häuser im Klinikverbund verteilt sein würde und dass außerdem für Frau Steindl und all die anderen Patienten auf der Station die sofortige Überstellung in ein anderes Haus anstehe, wo dann über das weitere Vorgehen entschieden werde.

»Es tut mir leid.« –

»Sie sollten in Ihre Briefkästen schauen, die Kündigungen und die Überstellungen wurden bereits verschickt.« –

»Wirklich leid.«

Auch er, so fügte er hinzu, während er ein rosarotes Briefkuvert aus seiner Hosentasche zog und es hochhielt, habe eine Mitteilung erhalten. Sie entbinde ihn mit sofortiger Wirkung von seinen Pflichten als Ethikberater des Hauses.

Das Pulsieren in den Tränensäcken unter den aufgerissenen Augen von Kommerasch wirkte wie aus einem vergangenen Jahrhundert.

Er brüllte: »Zum Teufel?«

»Meine Abteilung?«

Er schrie: »Das wird ein Nachspiel haben!« –

»Mit mir lasse ich das nicht machen!« –

»Meine Leute!« –

»Das ist noch nicht vorbei!« –

»Mein Team!« –

Und zuletzt, mit brechender Stimme: »Meine Patienten!«

Wie wir uns verachten und doch nichts voneinander wissen. Tatsächlich, Kommerasch hatte Tränen des Zorns in den Augen.

Zaungäste

Gedunsene Töne, verwaschen und verdichtet, wieder Raserei, wieder Dröhnen, wie die rauschende Brandung. Und
dabei hätten wir es wissen müssen. Alle Schritte haben uns
aneinander vorbeigeführt, je näher wir uns in den letzten
Stunden gekommen sind, desto mehr haben sich die Flure
des Hauses entfernt, die Wände vor uns zurückgezogen,
sind in sich selbst verschwunden, unerreichbar für uns
Zaungäste der eigenen Beseitigung. Nichts daran ist erstaunlich. Es war schon seit Jahren so, als bewege man sich
in der Klinik nur in einem einzigen, von der Außenwelt ri-
goros abgeschlossenen Komplex, eine Stadt in der Stadt, ein
Haus im Haus, ein Raum im Raum. Diese Abgeschlossenheit
des Gebäudes war es auch, die dazu führte, dass niemand
von außen mehr verstand, wie sich das Innere weiter und
weiter seinem eigenen Zusammenbruch geöffnet hat. Es
hat keiner mitbekommen, was los ist, es hat jeder angeblich
Dringenderes zu tun gehabt – und wenn es plötzlich vorbei
ist, kann niemand mehr etwas dagegen tun. Welches Bild
unserer Klinik stimmt denn nun? Das können wir sehen,
wie wir wollen: Die Skizze einer Verengung und eines Abbaus, gut verstanden und längst geahnt seit Jahren? Oder ist
das richtigere Bild jenes der Kraft und Energie, die von den
Menschen darin ausgeht?

Asja und Judit, noch im Besprechungsraum sitzend, der sich rasch leerte, begannen einen hektischen Austausch. Die eine wollte in aller Eile die andere dazu überreden, sich ebenfalls an der Schweizer medizinischen Hochschule zu bewerben, und sie tat dies mit Nachdruck:

»Ich würde mich wieder für dich einsetzen, versprochen. Dort könnten wir endlich eine echte Schmerzambulanz einrichten, keine winzige, keine nur zusammengeschusterte, sondern eine große, eine wirklich interdisziplinäre, du weißt schon, extra Räume, extra Personal, extra Forschungsabteilung, alles extra, die Klinik ist privat, die Hochschule ist privat, da gibt es Geld, und wir könnten endlich anfangen, etwas aufzubauen.«

»Für wen denn, für wen etwas aufbauen?«

»Ich weiß schon, natürlich, aber auch privatversicherte Schweizer haben ein Recht auf die beste Betreuung. Stell dir nur vor, wie viel wir forschen könnten. Ich nehme meine Studien mit, und dort kann ich daraus etwas machen, nicht wie hier, wo sie uns ignorieren und mit falschen Versprechen lahmlegen. Und außerdem, was wir dort privat erforschen werden, wird später nichtprivat etwas bringen, Schmerzforschung ist nun mal nichts, was du in öffentlichen Spitälern durchkriegst. Wie denn, wenn sie mit Durchschnittsbehandlungen kaum zurechtkommen. Die Schweizer nehmen dich sicher, wenn du dich bewirbst, ich lege ein Wort für dich ein. Wenn wir gemeinsam gehen, wäre endlich alles möglich, wovon wir geträumt haben. Stell dir vor, endlich all diese Lügen hinter dir zu lassen. Du bist jung, auf dich wartet eine richtige Karriere, du hast das verdient, wirklich verdient, gut arbeiten zu können und nicht erst die Bedingungen dafür schaffen zu müssen, dass du überhaupt arbeiten kannst!«

Das vor Judit entstehende Bild einer anderen Zukunft, das Asja für sie entwarf, ließ sie sich selbst ganz fremd erleben. Sie sah sich planschen in einem System, in dem genug für alle da war, die es sich leisten konnten, sah sich planschend und vor Vergnügen lachend – ist das vielleicht nicht großartig, sonnengebräunte Ärztinnen, ebenso sonnengebräunte Kranke, mit großen Sonnenbrillen in weißen Gewändern die Klinik betretend, Krawatten ablegend in einem eigenen Büro, das jede Mitarbeiterin erhält, auf der Dachterrasse der Pool unter blauem, heißem Tageshimmel, warte, nein, nicht in der Schweiz, das ist ein falsches Bild, da mischt sich deine Vorstellung von Luxusspital mit dem vom Luxusurlaub, das kommt davon, wenn man nur für staatliche Institutionen gearbeitet hat, du hast keine klare Vorstellung, wie so eine Privatklinik überhaupt aussehen könnte. Vielleicht liegt sie an einem Waldsee, die Luft ist unvergleichlich frischer und jeder Schritt beim Spaziergang unter den kühlenden Bäumen entlang unvergleichlich freier. Oder liegt das Krankenhaus nicht am See, nicht in den Alpen, sondern vielleicht im Zentrum einer Stadt, neben dem schicken Wohnsitz unzähliger verstorbener Berühmtheiten. Niemand weint dort, niemand wartet. Das vor allem. Niemand wartet dort darauf, dranzukommen, man kommt hin, schon wird man behandelt, so wird es wohl sein, und darum entsteht der Eindruck von Fortschritt. Die Visiten in Teams gleichen dem Flanieren durch Kurschlösser, man geht langsam, plaudert, tauscht sich aus, alle werden sofort und ständig betreut, niemand, nein wirklich niemand muss fürchten, nach Hause geschickt zu werden, selbst das kleinste Wehwehchen wird ernst genommen, und darum: komm, ja, komm mit, Judit, überleg es dir, komm mit mir mit. Wir wären nicht die Ersten, die gehen, und werden nicht die Letzten sein, ich werde ein gutes Wort für dich einlegen.

Cveto wiederum beschäftigten andere Gedanken. Für jemanden in seinem Alter und mit seiner Erfahrung war klar, dass er nirgendwo sonst im Verbund unterkommen würde, wenn diese Klinik erst einmal geschlossen würde. Immerzu hat er darüber gemault, weg zu wollen, und immerzu hat er gewusst: Es fehlt die Ausbildung, um wegzukommen. Ein Wunder überhaupt, dass er zunächst als Fahrer, dann als Bettenschieber angestellt geblieben war, so lange, so fest, aber andererseits: Er hatte, gerade weil er angestellt war – wenn auch mit Hundsverträgen –, kaum Zeit für anderes, nicht für Fortbildungen oder gar Schule, Qualifikationen und Trainings. Da geht eben kaum was, mal fängst du am Abend an und hörst um fünf in der Früh auf, dann schläfst du tagsüber, und kurz darauf teilen sie dich in der Früh ein, und du hörst nachmittags auf, kannst aber abends nicht schlafen; immer nur kleine Zeitfenster, die bleiben, man muss ja Spaß haben dazwischen, wo doch sonst schon nichts geht. Anstrengend, klar, mal arbeitest du einen Tag, nächster frei, dann zwei Tage, erst der dritte frei. Du nimmst die Tage, wie sie fallen, weiterentwickeln kannst du dich nicht. Der eigentliche Nachteil: die Wochenenddienste, vergiss es, das ist fast nie drin, so ein Samstag oder Sonntag, und wenn, dann ganz selten, echte Momente von Glück: Was, ein freies Wochenende? Nur heißt das dann wiederum, dass du ab Montag drei Tage durchrackern wirst, fast ohne Schlaf. Das sind die negativen Seiten. Aber andererseits die positiven: fixes Gehalt. Und du bist wichtig, ohne dich geht gar nichts, sonst stehen die Patienten eben rum. Außerdem: Hauptsache nicht nur am Schreibtisch, nicht nur mit Computer, da würdest du durchdrehen, wie Adi zum Beispiel, im Callcenter, oder

Ben oder Leo, denen haut es das Hirn raus im Lager des Supermarkts, und bei der Bezahlung obendrein, die bumsen nur rum, meistens miteinander, um den Job zu vergessen. Wenn aber der Verbund hier jetzt dichtmacht, wenn diese Klinik wirklich ratzeputz zu Ende ist und alles nur schnell verkauft wird – wo bleibe dann ich? Vielleicht mache ich doch noch Qualifikation?

Hämodynamisch: Katecholaminbedarf fallend, 0.15 y. Respiratorisch: suff. Oxygenierung und Normokapnie unter PEEP 8, DU 14, FiO$_2$ 60 %. Rhythmologisch: keine Ereignisse. Niere/Ausscheidung: Ödeme und Ergüsse regredient unter Lasix, Krea Normbereich, Zielbilanz weiterhin -500 ml bis -1000 ml. Gastroenterologisch: Leberwerte rückläufig. Cholinesterase steigend. Heute Start mit Zottennahrung. Neurologisch: Sedierungsaufwand unverändert. Infektiologisch: CRP, Leukos und Procalc fallend unter Antibiose. Sonstiges: Herzchirurgie und Interne sehen Indikation zur Akut-OP → jedoch erhöhtes perioperatives Risiko in Anbetracht des Allgemeinzustands der Patientin. Derzeit noch erhaltene Linksventrikelfunktion im Echo. Heute Ethikkonsil ab etwa 12.00.

Iljin, A.

Notwendigkeiten

Also noch einmal, betreffend das richtige Bild der Klinik: Unter den hier Beschäftigten hat niemand so tiefgehend über unser Haus nachgedacht wie Judit Kasparek, niemand hat so viel experimentiert mit medizinischem Widerstand, niemand so nachhaltige Muster von Kollegialität entworfen, und niemand ist so klar an den selbst aufgestellten Forderungen nach Besserem gescheitert. Ist das ein Neuanfang, um den gerungen wird, die Suche nach dem endlich eigenen Gesetz? Freilich: Formal betrachtet bricht hier gerade alles zusammen, wenn man aber genauer hinsehen möchte, erkennt man: Das ist das Wissen, das sich enthüllt, damit zukünftig das Notwendige getan werden kann.

Nehmt dies, lernt daraus. Und vergesst nicht: Zu Judit Kasparek zu halten bedeutet, zur Patientin zu halten.

Was heißt zur Patientin –

Zur Klinik.

»Siehst du?«, sagte Jovo zu Judit, als sie sich von Asja löste und sich daranmachte zu gehen.

»Na und«, antwortete sie, »was soll das beweisen? Es steht dadurch nichts von alledem infrage, was wir getan haben.«

Sie gestanden sich am Flur gegenseitig ihre Erleichterung ein, bestätigten einander, dass die endgültige Auflösung sich wie eine Befreiung anfühlte, stellten fest, dass sie sich ohnehin darüber einig waren, dass aus einer Welt, die so ökonomisch gedacht wurde wie ihre Klinik, der Mensch auf die eine oder andere Weise verschwinden musste.

»Jetzt ist es wenigstens geschehen.«

»Diese Hunde!«

»Gehen wir zur Steindl, schauen, ob sie weiterhin stabil ist, bevor sie sie wegbringen?«

»Wohin sie wohl überstellt wird?«

Im Lift redeten sie kaum, hielten sich fest, nicht umschlungen, sondern einander stützend. Von leisem Surren begleitet waren sie – wenn auch nur für Sekunden – in diesem Halbdunkel losgelöst von Zeit und Raum, losgelöst von der Unzahl an Problemen, von den überwältigenden Fragen, die in den letzten Minuten aus dem Boden geschossen waren. Dann fanden sie sich im Eingangsbereich zur Intensivstation wieder. Judit versuchte mit ihrer Chipkarte die Türen zu öffnen, und als es ihr nicht gelang, zückte Jovo die seine, doch auch die bewirkte nichts mehr. Das Schlüsselsystem hatte sie beide bereits seit Stunden ausgeschlossen. So fühlt es sich also an, über den Rand ihrer Arbeitswelt hinausgelangt zu sein.

Nach der Anspannung war das Erleben des Endes plötzlich mit Leichtigkeit angefüllt, als käme nun, da die Beweise der Ohnmacht vorgelegt waren, alles in ein neues Gleichgewicht. Sie umarmten sich fester, Jovo an die versperrte Tür gelehnt, Judit an ihn. Nur keine Weinerlichkeit, kein falsches Pathos, nahm Judit sich vor. Da verliert man einen guten väterlichen Freund, die Kolleginnen sowie eine gesamte Klinik, und was hat man dabei gewonnen? – Bartschatten und Bizeps.

Abschiede (kaum melancholisch, dafür kurz)

Auch Tom begriff in dem Moment, als er Cveto und Tonja vor dem Lift auf ihn warten sah, dass er ein Zuhause verlor. Das kurze Gespräch, das sie begannen, war nur noch ein Grüßen und Grüßenlassen, durchsetzt mit schwachen Scherzen.

Nachdem der Lift sich in Bewegung gesetzt hatte, drückte Tonja ihm heftig die Schulter: »Herr Oberarzt, das haben Sie am wenigsten von allen verdient«, während Cveto mit seinen beiden Pranken die andere Schulter packte und daran rüttelte: »Habe ich es dir nicht gesagt – diese Pfuscher!«

Für Tom stand das Traurigste nun ohnehin fest: Manche Menschen hatten keinen Nachfolger im Leben, wie Cveto zum Beispiel, sein Freund, der nur Freund sein konnte in diesem Haus und den er nicht mitnehmen konnte in ein anderes.

Minutenlang führte der gemeinsame Weg aus dem Lift durch Gänge und Türen, vors Gebäude, ins Freie. Tom hörte sich selbst und die anderen beiden reden, rasch, nuschelnd, einfach reden, und zwar immerzu, um die Wucht des Abschieds noch nicht zuzulassen.

Traurig sein kann ich zu Hause auch.

Jetzt bloß nicht auseinandergehen ohne Beweise der Freundschaft.

Luft!

Die Grellheit der Sonne auf offener Straße erschlug ihn beinahe. Zu lange waren sie eingesperrt gewesen in einem

Raum mit verschlossenen, verdunkelten Fenstern. Hier im Freien, wo er aus den Augenwinkeln Asja beobachtete, die an ihnen vorbeizog, ließ es sich atmen.

Jetzt packte ihn Cveto erneut, schüttelte ihn durch, wie es ein Kind tut: »Tom, du warst einer der Besten, lass dir nichts anderes einreden!«, während Tonja die Hand hin zu ihm ausstreckte und seufzte: »Ja, Herr Oberarzt, Sie sind einer der Guten«, ihre Hand auch nicht zurückzog, sondern die seine festhielt, als wüssten sie: Nur diese haltende Hand war es, was er noch brauchte.

»Frau Lukitsch, Frau Lukitsch, auf Sie war immer Verlass.«

Weiteres Grüßen und Grüßenlassen, das dauerte minutenlang. Dann vorsichtiges Winken auf Entfernung in Richtung Jovo, der verspätet mit Judit aus dem Haus trat, gefolgt vom Wurf einer Kusshand hin zu ihr, Judit, die den Kopf unentwegt schüttelte. Eine fast fröhliche Straßenszene, das Auseinandergehen alter Bekannter: Athani kam mit Kommerasch im Schlepptau, aufeinander einredend und niemanden sonst beachtend. Beide schlossen, als ihnen die Sonne ins Gesicht fiel, synchron ihre Augen, und ihre ältlichen Gesichter wirkten wie belebt vom kräftigen Licht.

»Komm doch einfach mit mir mit«, sagte Asja nun auch zu Tom, während sie ihm die Hand zum Abschied schüttelte. »Ich habe die Einladung der Schweizer vorhin telefonisch angenommen, und man hat mir mindestens einen neuen internistischen Mitarbeiter garantiert. Doppeltes Gehalt. Privatuniversität in Kooperation mit Privatkrankenhaus. Du wirst ja wohl nicht zu einem anderen öffentlichen Haus wechseln, nach dem, wie sie dich hier behandelt haben.«

Tom raste in eine blitzschnelle Aufregung hinein, die er nicht verstand. War das das Endlich-Aufgeben, die letzte Erregung vor der Eiseskälte der Gleichgültigkeit? Oder einfach blanke Wut, die es bräuchte, um endlich, ja, endlich –

Wir sind Ratten.

Dann der Schreck.

Aus dem Schatten des angrenzenden Garageneingangs löste sich eine Gestalt und sprang auf das Grüppchen zu – unerwartet, klinikfremd, bedrohlich.

Die Steindl-Tochter!

Die alle vergessen hatten.

Die Frau kam vor Athani zu stehen, der sie erst gar nicht erkannte. Vor ihm breitete sie ihre Arme aus, nur ihn schaute sie an, direkt an ihn richtete sie die Frage: »Hat sich alles geklärt?«

Und als niemand reagierte, legte sie nach: »Werden Sie operieren?«

Einladung

Oder aber, betreffend das richtige Bild der Klinik: Ein Haus als Bedürfnis –

Ursachen für den Verfall sind unter anderem die staatlichen Gesundheitsausgaben, die sich nicht am realen Bedarf orientieren, sondern mit technokratischen Kostenobergrenzen gedeckelt bleiben, die wiederum an Wachstum oder Sinken eines Bruttoinlandsprodukts und nicht an die Tatsachen des Krankseins und Hilfebrauchens gebunden sind; des Weiteren der Abbau öffentlicher Gesundheitsleistungen und der Fusionierungen von Abteilungen, und zwar trotz Zunahme der Bevölkerung, trotz Zunahme darum auch von Kranken oder von Gealterten; und folglich der Druck, der durch zahlreiche Schließungen von Abteilungen für die noch nicht geschlossenen stark ansteigt. Das Haus hat sich in Folge all dessen verloren, ist im Dunkel der kleinen Küchenkämmerchen mit den heruntergelassenen automatischen Jalousien oder in den Gängen mit den zu kleinen Fenstern, die ständig ihre Form ändern, verschwunden. Es hat seine Einladung an Geister ernst gemacht.

Ebenfalls betreffend das richtige Bild der Klinik: ein Haus als Veräußertes –

Letztlich ist dieses Haus das Ergebnis routinierter Raumplaner, ein Produkt der technischen Gebäudeausrüstung und Rechnungsergebnis der Statik, es ist das trickreiche Umsetzen der Vorgaben zu Hygiene, Barrierefreiheit sowie Elektro- und Medizintechnik. Nirgendwo steht schließlich, dass eine Klinik mehr sein soll als ein Gebäude. Man hatte bereits bei ihrem Bau vor zehn Jahren die wirtschaftliche Adaptierbarkeit des Immobilienprojekts mitbedacht und sowohl die gerne vergessenen Zusammenhänge zwischen Betriebskosten und Investition in den Fokus gerückt als auch den Kampf gegen die Fragmentierung der einzelnen Ebenen angetreten, außerdem zukünftig eventuell zutage tretende fehlende Grundlagen für die Reorganisation des Gebäudes eingeplant, um hohe Risiken für den Auftraggeber zu vermeiden. Darum erteilte man der überkommenen Krankenhaustypologie eine Absage und setzte bewusst *nicht* die traditionelle bauliche Monokultur eines stark auf das Gesundheitswesen hin spezifizierten Objekts um. Das Haus wurde so geplant, dass es jederzeit neu moduliert werden kann. Im Besonderen bleibt die zukünftige Nutzung als Bürogebäude keineswegs ausgeschlossen, womit die Anpassbarkeit der Investition gewährleistet und der Objektwert für den Auftraggeber unabhängig von Entwicklungen im Gesundheitswesen entsprechend hoch bleibt.

Aufgabe

Jedenfalls wird in Zukunft alles Denken nur noch Denken über die Klinik sein.

Als Barbara Steindl nach der Operation erwachte, war sie sich ihres Körpers und der Schmerzen, die er ihr bald wieder verursachen würde, nicht bewusst. Sie spürte nur einen einsetzenden Hunger.

Neben ihrem Bett stand ein ihr unbekannter Anästhesist und flüsterte mit alltäglicher Lässigkeit, nahezu zärtlich:

»Da sind Sie ja wieder.«

ELENA MESSNER

1983 in Klagenfurt geboren, aufgewachsen in Ljubljana und Salzburg, Studium der Komparatistik und Kulturwissenschaften in Wien und Aix-en-Provence. Kärntner Förderungspreis für Literatur (2021), Arbeitsstipendium für Literatur der Stadt Wien (2022), Langzeitstipendium für Literatur des BMKOES (2022). Für ihren Roman »Schmerzambulanz« erhielt sie den Theodor Körner Preis 2022. Seit 2023 Senior Scientist an der Universität Wien. www.elena-messner.com

Erste Auflage
© Edition Atelier, Wien 2023
www.editionatelier.at
Cover: Jorghi Poll
Druck: Grafički zavod Hrvatske, Zagreb
ISBN 978-3-99065-089-9 / E-Book ISBN 978-3-99065-095-0

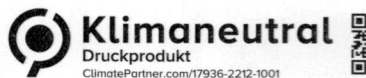

Klimaneutral
Druckprodukt
ClimatePartner.com/17936-2212-1001

Gefördert von der Stadt Wien Kultur und dem Land Kärnten

 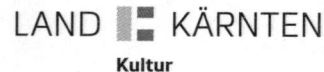

www.editionatelier.at